神志病疗愈丛书

云南省高校针灸防治神志病科技创新团队资助项目

简易外治法

主编　刘海静　郭太品

全国百佳图书出版单位
中国中医药出版社
·北京·

图书在版编目（CIP）数据

简易外治法 / 刘海静，郭太品主编 . -- 北京：中
国中医药出版社，2024.5
（神志病疗愈丛书）
ISBN 978-7-5132-7863-8

Ⅰ . ①简… Ⅱ . ①刘… ②郭… Ⅲ . ①心病（中医）—
外治法 Ⅳ . ① R256.2

中国版本图书馆 CIP 数据核字 (2022) 第 200799 号

中国中医药出版社出版

北京经济技术开发区科创十三街 31 号院二区 8 号楼
邮政编码　100176
传真　010-64405721
保定市西城胶印有限公司印刷
各地新华书店经销

开本 880×1230　1/32　印张 9.25　彩插 0.5　字数 225 千字
2024 年 5 月第 1 版　2024 年 5 月第 1 次印刷
书号　ISBN 978 – 7 – 5132 – 7863 – 8

定价　49.00 元
网址　www.cptcm.com

服 务 热 线　010-64405510
购 书 热 线　010-89535836
维 权 打 假　010-64405753

微信服务号　zgzyycbs
微商城网址　https://kdt.im/LIdUGr
官 方 微 博　http://e.weibo.com/cptcm
天猫旗舰店网址　https://zgzyycbs.tmall.com

如有印装质量问题请与本社出版部联系（010-64405510）
版权专有　侵权必究

神志病疗愈丛书
总编委会

神志病疗愈丛书
《简易外治法》
编委会

主　编　刘海静（云南中医药大学）

　　　　　郭太品（云南中医药大学）

副主编　刘金宸（玉溪市中医医院）

　　　　　郭　瑾（红河卫生职业学院）

　　　　　赵　嫦（云南中医药大学）

编　委　（以姓氏笔画为序）

　　　　　王　玉（宣威市中医医院）

　　　　　木林群（怒江州摄影影视家协会）

　　　　　孔　猛（富宁富州中医医院）

　　　　　汤铭志（成都市双流区第二人民医院）

　　　　　李啟福（云南中医药大学）

　　　　　沈雁玲（玉溪市中医医院）

　　　　　张雯静（镇雄县中医医院）

　　　　　赵思雯（云南中医药大学）

　　　　　保　麟（昆明市盘龙区艾德轩健康信息咨询部）

　　　　　秦　雍（云南中医药大学）

　　　　　曾选香（昆明市官渡区六甲街道社区卫生服务中心）

摄　影　木林群

穴位人体模特　杨　靖　刘秋阳

手绘插图　文星月

总序

神志病是一个中医学概念，此类疾病临床以睡眠节律和情志的异常为主要特征，包括了西医学的精神疾病（如睡眠障碍、抑郁症、焦虑症、创伤后应激障碍、青少年行为和情绪障碍等）和心身疾病（如偏头痛、癫痫、血管性痴呆、消化系统溃疡、肠易激综合征、更年期综合征等）。随着现代社会生产力的发展和进步，人们所处的社会环境和需要应对的各种压力大幅增加，人类疾病谱发生了巨大的变化，神志病的发病率呈不断上升趋势。曾经的少见病抑郁症俨然已成为常见病，曾经为吃不饱、穿不暖而发愁的人们如今却为无法安眠而苦恼。作为一名从事神志病临床二十多年的医者，我深切感受到此类患者及其家属的痛苦和煎熬，更深知此类疾病的康复之路何其艰难而曲折。患者必须认识到自己才是康复的主体，而不是被动接受治疗的那一方，医生治疗之余的日常生活，才是患者战胜疾病的主战场。由于此类疾病的影响因素众多，大到社会环境、家庭氛围，小到饮食宜忌、作息习惯，都会对疾病的预后转归有显著影响，所以我们在临床接诊此类患者时所花费的时间比其他患者要多得多，事无巨细，耐心叮嘱，"话疗"俨然成为治疗的一部分。这样的诊疗虽然使我成了患者口中"有温度的医生"，但毕竟门诊时间非常有限，于是便萌生了出版这套丛书的想法。

神志病疗愈丛书包括《药膳食疗》《中医导引》《心理导航》《简易外治法》四个分册，针对患者的饮食、运动、心理调适进行指导，并介绍一些易学易用的简易外治法（如艾灸、拔罐等）作为医院治疗之外的补充，从多个层面指导患者的日常调护。本书力求兼顾专业的科学严谨与科普的通俗易懂，既以专业、科学的理论为界定内容的唯一标准，同时用可相互替换的通俗语言表述科学定义、现象及其操作方法，让读者易读易用，充分获益。

本套丛书的面世将是广大神志病患者的福音，可以帮助患者真正把健康掌握在自己手中。本套丛书虽然以神志病为主要关注点，但其中的心理原理和饮食、运动及外治法的基本原则和方法是具有普适性的，其他疾病人群及健康人群均可从阅读中获益。本套丛书更有望成为广大从事此类疾病诊疗的医生的得力助手，可大幅减少医生对患者进行口头生活调护指导的工作量，有效提高工作效率。

本套丛书主要由云南省高校针灸防治神志病科技创新团队资助项目资助，同时也得到云南中医药大学副校长邰先桃教授全方位的大力支持。本丛书的编写和出版，凝聚了中国中医药出版社各位编辑，各参与分册编写、照片拍摄、视频录制、图片制作的各位团队伙伴，广州中医药大学余瑾教授，以及我们的患者朋友的智慧、汗水和心血。对各位的倾心付出，在此表示衷心的感谢！本丛书的编写虽力求尽善尽美，但难免存在错漏或不尽如人意之处，敬请读者朋友提出意见和建议，以便再版时修订提高。

刘海静

2024 年 2 月于昆明

内容提要

　　现代快节奏、高强度的生活及工作节奏，使得神志病日益增多。其带来的躯体和身体的痛苦，导致人们奔波治疗调理，同时内心也渴求有一套能自我调理缓解的外治方法。基于此，由云南中医药大学刘海静教授、郭太品教授牵头，组织了云南中医界在此领域有丰富经验和较高见解的医生及医学研究生，查阅相关文献，并结合临床实践，编写了老百姓可以自我操作或家庭成员相互操作的简单实用的外治疗法。

　　全书分为上篇、下篇、附录三部分，上篇是常用中医简易外治法介绍，主要包括推拿法、艾灸法、拔罐法、刮痧法、耳穴疗法、药浴疗法，简明扼要地阐述其疗法定义、原理、操作、注意事项等。下篇是常见神志病的自我外治调护，涉及失眠、抑郁、焦虑、头痛、癫痫、创伤后应激障碍、消化系统溃疡、肠易激综合征、更年期综合征、小儿自闭症、小儿多动症、小儿抽动症，介绍了每种疾病的概念、中医分型、自我调护及相关注意事项等内容。附录介绍了本书涉及的体穴和耳穴的定位及图谱，方便读者查询。

　　本书立足大众需求，内容简单易学，图文并茂，涉及疗法操作简单，安全有效，为家庭必备，同时也可以供临床医生及医学生临床和科研参考。

目 录

上篇　常用中医简易外治法介绍

下篇　神志病的简易外治法

简
易
外
治
法

目录

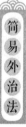

上 篇

常用中医简易外治法介绍

第一章

推拿法

一、什么是推拿

推拿是一种中医外治法，是中医学伟大宝库的重要组成部分，是指操作者用手或肢体的某些部位，或借助一定的器具，在患者体表做规范性动作，通过施加在人体上不同的作用力量和技巧，以刺激某些特定的部位，来达到恢复或改善人体的功能、促使病情康复的一种方法。这种方法简便、无副作用、治疗效果良好，几千年来在我国不断得到发展、充实和提高。推拿对于每个人来说都不算很复杂，多数手法简便、易学，备受大家的青睐。

二、推拿有什么作用

推拿通过手法作用于人体体表的特定部位而对机体的生理、病理产生影响，主要是调节人体气血、阴阳平衡，从而调节脏腑功能，以增强抗病能力的作用。

三、推拿为什么可以有这些作用

中医学认为，疾病的发生、发展、变化与人体的体质强弱和致病因素有极为密切的关系。当人体受到外邪侵袭时，人体的整体就会奋起抵抗病邪，正气与邪气对抗，就会破坏人体的阴阳平衡，使脏腑的气机升降失常，气血功能发生紊乱，从而产生一系列的病理变化。推拿的作用，一方面是通过健脾胃，促使人体的气血生成，恢复阴阳的平衡，同时还通过疏通经络，加强肝的疏泄作用来调畅紊乱的气机，加强了气转化为血，调节气血在人体脉道中运行，促进和改善人体的生理循环，使人体气血充盈调畅；另一方面推拿具有双向调节作用，手法作用于人体经络穴位，可疏通经络，促进气血运行，或手法作用于体表产生热效应，加速气血的流动，起到濡养经脉和脏腑的作用，通过经络穴位的调节作用，使人体恢复良好的健康状态，从而增强人体的抗病能力。

推拿治疗神志疾病具有疗效确切、安全的特点。研究认为，推拿可以调节人体的生理功能，通过对患者的肌肉和其他软组织进行良性的温和刺激，能够让身体肌肉得到放松。同时辅以适当的心理疏导，可使患者放松心情、稳定情绪、减轻或消除心理对疾病的不良反应、缓解紧张的精神状态。可以说，推拿是神志病中医外治法的优选方法。对于神志病患者，推拿调理得当，不仅可以促进身体康复，还可以控制病势，防止疾病进一步发展和加重，在神志疾病防治和调护方面都具有重要的意义。

四、我们可以学会的推拿操作手法

手法，是指按特定的技巧和规范化动作在施术部位操作，用于治疗疾病和保健预防的各种技巧动作，所以手法的好坏将直接影响效果。推拿调理神志病分为他人推拿和自我按摩。

他人推拿主要由专业推拿医生、职业保健按摩师或患者家属等非专业人员充当医者进行推拿操作，一般治疗性推拿手法都适用。非专业人员大部分缺乏医学专业知识，手法操作要从疗效及安全性来考虑，主要运用的手法有按法、点穴法、揉法、拍法、拿法、搓法、抖法和叩击法等。手法以调理为主要目的，强调舒适、放松，手法宜轻柔。

自我推拿又叫自我按摩，是患者在自己身上实施手法操作。自我按摩的手法比较简单，容易操作，主要有按、摩、揉、拍、叩、搓等。手法多在经络和穴位上操作，手法操作配合调神、导引等可以增强调理的效果。

无论是他人推拿还是自我按摩，都要求规范地掌握推拿基本手法的动作要领，学会在操作中灵活变通，才能省时省力，增强调理效果，所以进行规范的手法训练和实践很重要。下面就跟着我们一起学一学神志病常用的推拿手法吧。

1. 揉法

以手指螺纹面，或手掌大鱼际，或掌根，或全掌着力，吸定于体表施术部位上，做轻柔和缓的上下左右或环旋动作，称为揉法。

【操作】

（1）指揉法：用拇指或中指螺纹面或并拢的食指、中指、无名指的螺纹面附着于体表施术部位上，稍用力下按，以肘关节为支点，前臂做主动运动，通过腕关节使手指螺纹面在施术部位上做轻柔的、小幅度的上下左右或环旋揉动，并带动该处的皮下组织一起运动，频率120～160次/分。用中指螺纹面揉动的，称为中指揉法，见图1-1。操作时可食指搭于中指指背，其余手指屈曲相握。用食指、中指、无名指螺纹面揉动的，称为三指揉法。用拇指螺纹面揉动的，称为拇指揉法，见图1-2。指揉法常与指按法配合应用，形成指按揉法。

（2）掌揉法：用手掌大鱼际或掌根或全掌着力附着于体表施术部位上，稍用力下按，以肘关节为支点，前臂做主动运动，带动腕关节摆动，使手掌大鱼际或掌根或全掌在施术位于体上做轻缓柔和的上下、左右或环旋揉动，并带动施术部位的肌肉一起揉动，频率120～160次/分。用大鱼际着力的，称为大鱼际揉法，见图1-3。用掌根着力的，称为掌根揉法，见图1-4。用全掌着力的，称为全掌揉法。临床上掌揉法常与掌按法配合应用，形成掌按揉法。

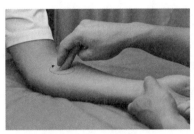

◎ 图1-1　中指揉法

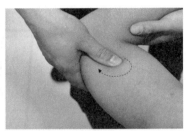

◎ 图1-2　拇指揉法

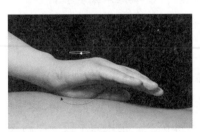

◎ 图1-3　大鱼际揉法

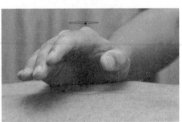

◎ 图1-4　掌根揉法

【操作要领及注意事项】

（1）腕部要放松，动作要灵活。压力要轻柔，要带动该处皮下组织一起揉动，不能有体表摩擦移动。

（2）大鱼际揉法前臂要有推旋动作，腕部宜放松；指揉法腕关节要保持一定的紧张度；掌根揉法腕关节要略有背伸，松紧适度。

【适用部位】

全身各部位均可应用，特别是穴位处。

2. 摩法

用指或掌在体表施术部位上做环形或直线往返摩动，称为摩法。摩法是古老的推拿手法，消瘀散结的作用较强。

【操作】

（1）指摩法：掌指关节自然伸直，腕部微屈，用并拢的食指、中指、无名指指面附着于体表施术部位，以肘关节为支点，前臂主动运动，使指面随同腕关节做环形或直线往返摩动，见图 1-5。

（2）掌摩法：手掌自然伸直，腕关节微背伸，以手掌平放于体表施术部位上，以肘关节为支点，前臂主动运动，使手掌随同腕关节连同前臂做环旋或直线往返摩动，见图 1-6。

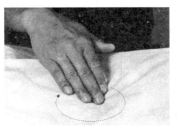

◎ 图1-5 指摩法

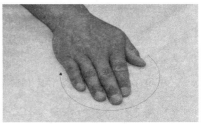

◎ 图1-6 掌摩法

【操作要领及注意事项】

（1）动作要轻柔，速度、压力要均匀。

（2）环摩应用较多，直摩应用较少。就环摩而言，顺时针方向摩为补，逆时针方向摩为泻。

【适用部位】

身体各部位。

3. 擦法

用指或掌贴附于体表一定部位，做较快速的直线往返运动，使之摩擦生热，称为擦法。擦法分为指擦法、小鱼际擦法、大鱼际擦法和掌擦法。擦法具有较强的温经散寒作用，能治疗一切寒证。

【操作】

腕关节伸直，用食指、中指、无名指和小指指面，或小鱼际，或大鱼际，或全掌紧贴于施术部位的皮肤，并稍微用力下

简易外治法

压，以肘或肩关节为支点，前臂或上臂做主动运动，使手的着力部分在体表做均匀的上下或左右往返摩擦移动。用食指、中指、无名指和小指指面着力摩擦的称指擦法，见图1-7。用大鱼际着力摩擦的称大鱼际擦法或鱼际擦法，见图1-8。用小鱼际着力摩擦的称小鱼际擦法或侧擦法，见图1-9。用全掌着力摩擦的称掌擦法，见图1-10。

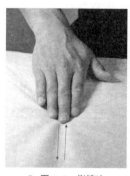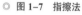

◎ 图1-7 指擦法

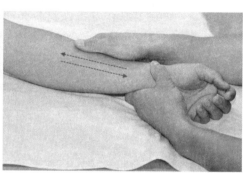

◎ 图1-8 大鱼际擦法

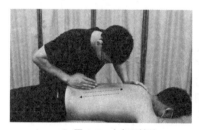

◎ 图1-9 小鱼际擦法

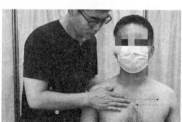

◎ 图1-10 掌擦法

【操作要领及注意事项】

（1）向下的压力不宜太大，但推动的幅度要大。

（2）用力要稳，动作要均匀连续，如拉锯状。

（3）必须直线往返移动，不可歪斜。

（4）指擦法应以肘关节为支点，擦动的往返距离宜小，属于擦法中的特例。小鱼际擦法、大鱼际擦法、掌擦法均以肩关节为支点，擦动的往返距离宜大。

（5）应用擦法时，必须暴露治疗部位，在施术部位涂上少许润滑剂，以防擦破皮肤，并有利于热量的渗透。

（6）以透热为度。擦法属于生热手法，应以术者感觉手下所产生的热已进入到患者的体内，并与其体内之"热"相呼应为尺度。

（7）擦法使用后，不能在该部位再使用其他手法。

【适用部位】

身体各部位。

4.推法

以指、掌、拳或肘部着力于体表一定部位或穴位上，做单方向的直线或弧形推动，称为推法。推法通经活络、荡涤积滞的作用较强。

【操作】

（1）拇指推法：用拇指螺纹面着力于体表施术部位上，做与经络循行路线或与肌纤维平行方向的缓慢推动，见图1-11。

（2）掌推法：用掌根部或掌面着力于体表施术部位上，做与经络循行路线或与肌纤维平行方向的缓慢推动，见图1-12。

（3）拳推法：手握拳，以食指、中指、无名指、小指四指的指间关节突起部着力，做与肌纤维平行方向的缓慢推动，见图1-13。

（4）肘推法：肘关节屈曲，用肘尖着力于体表施术部位上，做与肌纤维平行方向的缓慢推动，见图1-14。

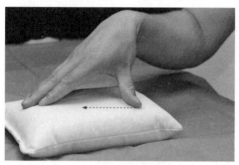

◎ 图1-11 拇指推法

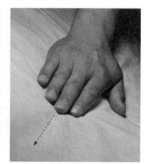

◎ 图1-12 掌推法

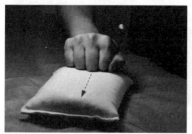

◎ 图1-13 拳推法

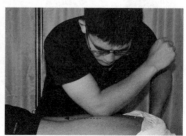

◎ 图1-14 肘推法

（1）用力要平稳，动作宜缓慢。

（2）不可推破皮肤，可配合使用推拿介质，如医用凡士林、精油、麻油。

【适用部位】

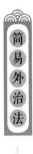

拇指推法多用于肩背、腰臀、胸腹、四肢。掌推法多用于胸腹、肩背、腰臀、下肢。拳推法多用于腰背部、下肢部。肘推法多用于腰背部脊柱两侧的膀胱经及臀部、大腿后侧。

5. 搓法

用双手掌面夹住肢体，或以单手、双手掌面着力于施术部位，做交替搓动或往返搓动，称为搓法，见图1-15。

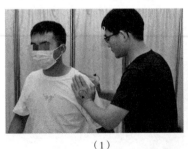
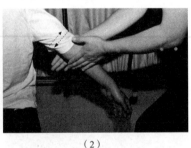

（1）　　　　　　　　　（2）

◎ 图1-15　搓法

【操作】

（1）夹搓法：用双手的掌面夹住施术部位，相对用力做相反方向的快速搓揉，并循序上下往返移动。

（2）推搓法：以一手的掌面着力于施术部位，以肘关节为支点，前臂做主动运动，使掌面在施术部位上做较快速的推去拉回的搓动。

【操作要领及注意事项】

（1）夹搓法：双手用力要对称，不宜将治疗部位过于夹紧。动作要快，但在患者体表的上下移动要慢。一般作为推拿治疗的结束手法。

（2）推搓法：搓动时掌面要紧贴体表，搓动的速度要快。

【适用部位】

夹搓法常用于四肢部，以上肢最为常用。推搓法常用于胁肋部、下肢部、腰部、骶部、臀部、背部。

6. 抹法

用掌面，或拇指螺纹面，或中指螺纹面，或食指、中指、无名指的螺纹面在体表施术部位上做上下或左右或弧形曲线的抹动，称为抹法，见图1-16。抹法镇静安神的作用较强。

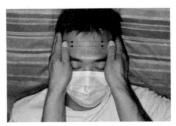

◎ 图1-16 抹法

【操作】

用单手或双手的掌面，或拇指螺纹面，或中指螺纹面，或食指、中指、无名指的螺纹面在体表施术部位上做上下、左右或弧形推动。用掌面操作的，称为掌抹法。用拇指螺纹面操作的，称为拇指抹法。用中指螺纹面操作的，称为中指抹法。用食指、中指、无名指的螺纹面操作的，称为三指抹法。若是在体表施术部位上同时做相反方向的推动，又称分抹法。

【操作要领及注意事项】

（1）用该法时，可在施术部位涂少许润滑剂，以提高效果。

（2）用力要均匀柔和，动作宜稳而沉着。

【适用部位】

身体各部位。

7. 抖法

用双手或单手握住患者肢体远端（图1-17），做小幅度的

简易外治法

上下连续抖动，称为抖法。

【操作】

（1）抖上肢法：患者坐位，肩臂放松。术者站在其前外侧，双手握住患肢腕部，将患肢抬起60°左右，然后做连续的小幅度上下抖动，频率250次/分左右，见图1-18、图1-19。

（2）抖下肢法：患者仰卧位，下肢伸直放松。术者站在其正前方，双手分别握住其两踝部，并将其抬高30cm左右，然后做连续的小幅度上下抖动，频率100次/分左右，也可两侧下肢轮流抖动，见图1-20。

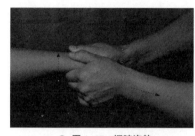

◎ 图1-17　握腕姿势

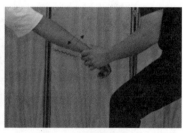

◎ 图1-18　握腕抖上肢

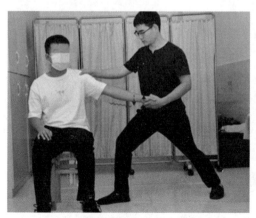

◎ 图1-19　握手抖上肢

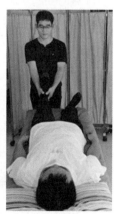

◎ 图1-20　抖下肢

【操作要领及注意事项】

（1）被抖的肢体要放松，自然伸直。

（2）抖的幅度要小、频率要快，有习惯性肩、肘、腕
关节脱位者禁用。

【适用部位】

四肢部，以上肢最为常用。

8. 振法

以指或掌在施术部位做振动的手法，称为振法。振法可以
在患者施术部位产生温热感和舒松感。

【操作】

（1）掌振法：用单手掌面或双手掌面重叠交叉附着于施术
部位，上肢部静止性用力，使肌肉强力收缩，发出快速而强烈
的振动，见图1-21。

（2）中指振法：中指伸直，以指端着力于穴位处，食指重
叠于中指指背，肘微屈，运用前臂和手部的静止性用力使肌肉
强力收缩，发出快速而强烈的振动，见图1-22。

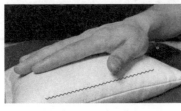

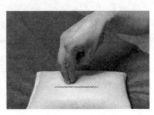

◎ 图1-21 掌振法　　◎ 图1-22 指振法

【操作要领及注意事项】

（1）指、掌部不要过于用力向下按压。

（2）操作后易使术者身体倦怠、疲乏无力，所以不可过久运用。术者平时应坚持练功或运动，以增强身体素质。

【适用部位】

四肢、胸腹部、头面部。

9. 按法

以指或掌按压体表，称为按法。按法是在历史上最早应用的推拿按摩临床手法之一，本法若能正确掌握，常常可以取得立竿见影的效果。按法具有刺激强而舒适的特点。

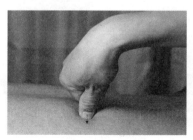

◎ 图1-23　指按法

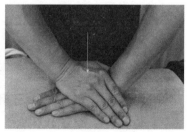

◎ 图1-24　掌按法

【操作】

（1）拇指按法：拇指伸直，以拇指螺纹面着力于体表施术部位上，做垂直向下的按压，见图1-23。

（2）中指按法：一手的五指自然分开、弯曲，以中指螺纹面着力于体表一定的穴位上或其他部位上，做方向为垂直向下的按压，也可以食指搭于中指的指背上向下按压，力量更大。

（3）掌按法：腕关节背伸，以掌面着力于体表施术部位，利用身体上半身的重量，通过上臂、前臂传递到手掌部，做垂直向下的按压，也可双掌交叉重叠按压，见图1-24。

【操作要领及注意事项】

（1）按压的方向要垂直向下。

（2）常与揉法结合使用，组成按揉法。如指按法按压到一定深度，患者感觉酸胀时，术者再缓缓做一个小幅度的揉动。

（3）按压时用力要由轻到重，稳而持续，不可用迅猛的暴力。按法结束时也宜缓慢地减轻压力。

（4）按压后要稍微停留片刻，然后再做重复按压，不要按压后马上抬起。

（5）按压的动作要平稳、缓慢而有节奏。

【适用部位】

指按法全身各部位均可应用，尤以穴位处最为常用。掌按法多用于背腰部、骶部、下肢部。

10. 压法

用拇指螺纹面、掌面或肘关节尺骨鹰嘴突起部着力于施术部位上进行持续按压，称压法。

【操作】

（1）指压法：以拇指螺纹面着力于施术位，其他四指置于旁边以帮助用力，腕关节屈呈 40°～ 60°，拇指主动用力，垂直向下或与受力面相垂直做持续按压。

（2）掌压法：以掌面置于施术部位，以关节为支点，利用上半身重量，通过上臂、前臂传递到手掌部，持续垂直向下按压。

（3）肘压法：肘关节屈曲，以肘关节尺骨鹰嘴突起部着力于施术部位，巧用上半身的重量垂直向下按压，见图 1–25。

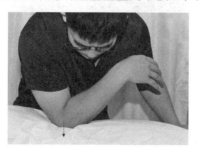

◎ 图 1–25　压法

第一章　推拿法

【操作要领及注意事项】

（1）要持续用力，肘压法因刺激性较强，可间歇施用。

（2）用力的方向为垂直向下或与受力面相垂直。

（3）肘压法操作时宜巧用上半身的重量，肘压的力量应在患者能够忍受的范围内。

指压法、掌压法的适用部位和指按法、掌按法相同，肘压法适用于腰臀部股后侧、背部等肌肉厚实的部位。

11. 点法

用指端或屈曲的指间关节部着力于体表施术部位进行点压，称为点法。点法的特点是着力点小、刺激强、操作省力。

【操作】

（1）屈拇指点法：屈曲拇指，其他四指相握，用拇指指间关节桡侧点压治疗部位。操作时可以用拇指指端抵在食指中节外侧以帮助用力，见图1-26。

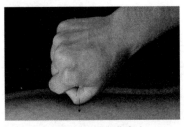

◎ 图1-26 屈拇指点法

（2）拇指端点法（又称拇指点法）：手握空拳，拇指伸直并靠贴于食指中节的桡侧，以拇指指端着力，垂直向下点压体表一定的穴位或其他部位。或一手的拇指伸直，以拇指指端着力，垂直向下点压体表一定的穴位或其他部位，其他四指扶在旁边帮助用力。拇指端点法是点法中最常用的手法，见图1-27。

（3）屈食指点法：屈曲食指，其他四指相握，用食指第一指间关节突起部点压治疗部位。操作时可以用拇指末节内侧紧压食指指甲部，以帮助用力，见图1-28。

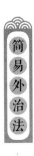

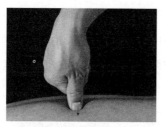

◎ 图1-27 拇指端点法

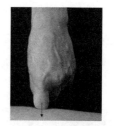

◎ 图1-28 屈食指点法

【操作要领及注意事项】

（1）用力大小以患者能耐受为度，不可施用暴力或蛮力，点后宜用揉法。

（2）点按时用力要由小到大，点按结束时也要逐渐放松，不要突然将手抬起。

（3）对年老体弱、久病虚衰的患者慎用点法。

【适用部位】

全身各个部位，特别是穴位处。

12. 捏法

用拇指和其他手指在体表施术部位做对称性的挤压，称为捏法。捏法的特点是舒适自然，不会使患者肢体产生晃动，具有较好的舒松肌筋的作用。

【操作】

用拇指和食指、中指的指面，或用拇指和其他四指的指面相对夹住治疗部位或穴位，然后做相对用力的挤压，随即放松，再用力挤压，并循序上下移动。用拇指和食指中指操作的称为三指捏法，见图 1-29。用拇指和食指操作的称为拇食指捏法，见图 1-30。用拇指和其余四指操作的称为五指捏法，见图 1-31。

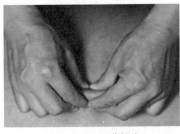

◎ 图 1-29　三指捏法　　　　◎ 图 1-30　拇食指捏法

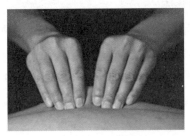

◎ 图 1-31　五指捏法

【操作要领及注意事项】

（1）动作要连贯而有节奏性。

（2）用力要由小到大，用力的大小以患者能够忍受为度。

颈项部、四肢部、耳部。

13. 拿法

用拇指和其余手指相对用力，提捏或揉捏肌肤，称为拿法。拿法是临床常用手法之一，十分舒适，见图 1-32 ～图 1-35。

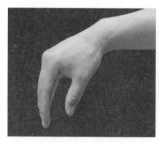

◎ 图 1-32　拿法手势

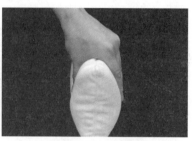

◎ 图 1-33　拿米袋训练

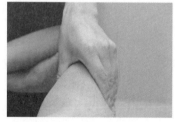

◎ 图 1-34　拿上肢

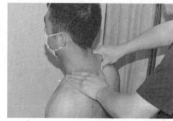

◎ 图 1-35　拿肩井

【操作】

用拇指指面和其他手指指面相对用力，捏住施术部位的肌肤并逐渐用力内收将治疗部位的肌肤提起，做连续的提捏或揉捏动作。用拇指和食指、中指着力的，称为指拿法。用拇指与其他四指着力的，称为五指拿法。

【操作要领及注意事项】

（1）动作要连续不断而有节奏。

（2）腕部要放松，动作要灵活，用指面着力，而不用指端着力。

【适用部位】

头部、颈部、腹部、腰部、肩部、四肢部。

14. 拍法

用虚掌拍打体表，称为拍法。

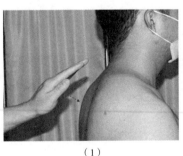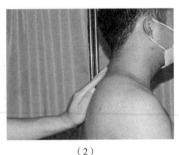

（1）　　　　　　　　　（2）

◎ 图1-36　拍法

【操作】

五指自然并拢，掌指关节部微屈曲，掌心空虚，用虚掌有节奏地拍击体表施术部位的皮肤，拍击时常可以听到清脆的响声。可以单手拍打，也可以双手交替抽打，见图1-36。

【操作要领及注意事项】

（1）腕关节要放松，动作要平稳。

（2）冠心病、肿瘤、结核病患者禁用此法。

【适用部位】

胸部、腹部、上肢部、下肢部、腰部、骶部、臀部。

15. 击法

用拳背、掌根、掌侧小鱼际、指尖或桑枝棒击打体表一定部位，称为击法。

【操作】

（1）拳击法：手握空拳，腕关节伸直，用拳背平击施术部位。本法是内功推拿流派常用的一种辅助手法，见图 1-37。

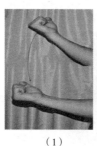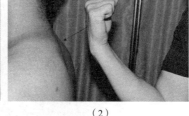

（1）　　　　　　　　　　（2）

◎ 图 1-37　拳击法

（2）掌击法：手指自然松开、微屈，腕关节略微背伸，以掌根部或小鱼际根部为着力点击打施术部位，见图 1-38。

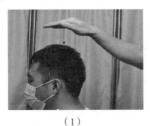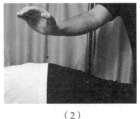

（1）　　　　　　　　　（2）

◎ 图1-38　掌击法

（3）侧击法：掌指关节伸直，腕关节略背伸，用单手小鱼际击打或双手小鱼际交替击打施术部位，见图1-39。

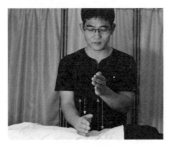

◎ 图1-39　侧击法

（4）指尖击法：手指半握，腕关节放松，运用腕关节做小幅度或较大幅度的屈伸，以指端轻轻击打或重力击打施术部位，击打时常五指同时着力，见图1-40。

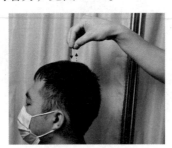

◎ 图1-40　指尖击法

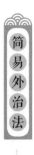

【操作要领及注意事项】

（1）击打时要含力蓄劲、收放自如，击打的力量要适中。

（2）击打时要有反弹感，当一触及施术部位后即迅速弹起。

（3）拳击法：击打时腕关节要挺住，不能有屈伸动作，使整个拳背平稳地击打施术部位。在拳击大椎穴时，患者宜取坐位，颈腰部挺直，术者用拳背做竖直击打，也就是术者前臂与患者脊柱呈平行方向击打，切不可在颈前倾位时击打；拳击腰骶部时，患者宜取坐位或站立位，腰部挺直，术者用拳背进行横向击打。

（4）掌击法：击打时腕部和掌指部要用力挺住，不能有屈伸动作。掌击百会穴时患者取坐位，颈腰部要挺直，这样可以使叩击的力量沿着脊柱纵轴方向传递。患者此时不要说话，上下齿要略抵住，以免损伤牙齿或咬伤舌头。

【适用部位】

拳击法多用于大椎穴、腰骶部。掌击法多用于百会穴、腰臀部、下肢部。侧击法多用于肩背部、腰臀部、四肢部。指尖击法多用于头部、胸胁部。

16. 叩法

以手指的小指侧或空拳的底部击打体表定部位，称为叩法。叩法的刺激强度较击法更轻。

【操作】

双手指自然分开，腕关节略背伸，交替用小指侧有节律地叩击施术部位。或双手握空拳，交替用小鱼际部或小指部有节律地叩击施术部位，如击鼓状，见图1–41。

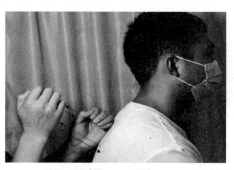

◎ 图1–41　叩法

【操作要领及注意事项】

（1）双手用力要均匀柔和，持续有序，不可用暴力。

（2）腕部动作要灵巧，动作轻快而富有弹性。

（3）心脏病、高血压患者禁用或慎用此手法，肾区部位用力不宜过重。

【适用部位】

四肢部、肩背部、腰部、骶部、臀部。

17. 叩点法

通过伸屈腕关节，或通过肩、肘、腕关节的活动，将一身之气达于指端反复叩点穴位，称为叩点法。

【操作】

（1）单指叩点法：中指指间关节和掌指关节微屈，食指按于中指的指背上，拇指螺纹面抵于中指远端指间关节的掌侧，无名指和小指屈曲握紧，通过伸屈腕关节，或通过肩、肘、腕关节的活动，将一身之气达于指端，反复叩点穴位。

（2）五指叩点法：五指指间关节和掌指关节自然屈曲，五指指端对齐靠拢成梅花状通过伸屈腕关节，或通过肩、肘、腕关节的活动，将一身之气与力达于指端，反复叩点穴位。

【操作要领及注意事项】

叩点时要求腕、臂灵活，既要有一定的弹力，又要有坚实的指力和充分的臂力，刚中有柔，柔中有刚，刚柔相济。

【适用部位】

全身各个部位，特别是穴位处。

18. 按揉法

按揉法是由按法与揉法复合而成。本手法刚柔并济，作用舒适，临床应用频率较高。

【操作】

（1）拇指按揉法：以拇指螺纹面置于施术部位，其他四指置于旁边以帮助用力，拇指主动用力进行节律性按压揉动。拇指按揉法在操作时外形酷似拿法，但拿法是拇指与其他四指对称性用力。而拇指按揉法的发力点是在拇指侧，其他四指仅起到助力的作用。

（2）掌按揉法：以掌根部置于施术部位，以肩关节为支点，身体上半部小幅度节律性前倾后移，在前倾时将身体上半部的重量经肩关节、上臂、前臂传递到手掌，有节律的按压揉动。可单掌操作，也可双掌重叠操作。

【操作要领及注意事项】

（1）掌按揉法要巧用身体上半身的重量，要以肩关节为支点，将身体上半部的重量通过上臂、前臂传到手部，忌手臂部的单独用力。

（2）按中含揉、揉中寓按，刚柔相济，缠绵不绝。

（3）要有节奏性，既不可过快，又不可过慢。

【适用部位】

指按揉法适用于全身各部位经络腧穴，尤其是颈项部、头面部、背部、腰部、臀部、四肢部。掌按法适用于背部、肩部、腰部、臀部、下肢后侧。

简易外治法

19. 勾点法

勾点法是由勾法和点法复合而成。

【操作】

中指的掌指关节处伸直，指间关节微屈，其他的手指轻握，用中指的指端垂直向下点压施术部位。

【操作要领及注意事项】

（1）用力的大小以被施术处微有酸胀感为度。

（2）用力要由小到大，点按结束时也要逐渐放松压力，不要突然将手抬起。

（3）推拿前要剪好中指指甲，以免损伤皮肤。

【适用部位】

缺盆穴。

20. 扫散法

扫散法是指以拇指偏峰及其余四指指端在颞、枕部进行轻快的擦动。

【操作】

一手的食指、中指、无名指、小指并拢微屈，以指端部置于头维穴处，拇指伸直，以拇指桡侧面附着于耳后上方。然后，稍用力在头颞部做较快速的单向向后下方的推动，使四指的指端在额角发际至耳上范围内移动，拇指在耳后上方至乳突范围内移动，见图 1-42。

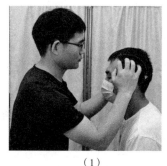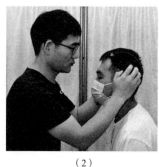

（1）　　　　　　　　　　（2）

◎ 图 1-42　扫散法

【操作要领及注意事项】

（1）动作要平稳而有节奏，用力不要过大，以免损伤头皮。

（2）头部要挺住，避免头部随手法操作而前俯后仰。

（3）如果头发较长，应将手指插入头发间，贴于头皮操作。

【适用部位】

头两侧颞部。

五、推拿的注意事项

推拿具有无副作用、无创伤、操作简便、收效快及经济等优点，但是推拿调理神志病还具有一定的特殊性，尤其对于非专业的推拿操作者来说，还需注意以下几点：

1. 推拿调理神志病只作为神志疾病中医外治法的辅助治疗手段之一，不宜单独用于神志病患者的治疗，特别是重症患者。

2. 对合并一些急性病的神志病患者，如发生晕厥、心绞痛等可以选取相应的急救穴位，如水沟、合谷、内关等，进行手法操作后等待专业的医疗处理；合并其他慢性病的神志病患者都应该经专业的医生明确诊断后再进行推拿调理治疗，以免贻误病情，造成不良的后果。

3. 手法操作时，要注意选择合适的体位和舒适的环境，让患者充分地放松下来。

4. 推拿调理神志病不能过于力求速效，要坚持不懈，切忌"三天打鱼，两天晒网"，无病痛的时候也需坚持手法调理，否则难以达到远期的调理效果。

5. 如遇到以下情况，应慎重或暂停手法调理：合并严重的骨质疏松或骨折、血肿及有出血倾向的疾病；神志病合并结核菌、化脓杆菌等引起的传染性或感染性疾病；合并严重的心、脑、肝、肾、肺等脏器疾病；合并癌症；皮肤病变损害处、烫伤处；饥饿及剧烈运动后。

第二章

艾灸法

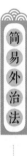

一、什么是艾灸

1. 艾灸疗法

艾灸是灸法的一种,"灸"有烧灼之意,是利用点燃的艾叶或其他艾制品后在穴位上或患处进行烧灼或熏熨,借其温热性刺激及药物的药理作用,以达到防病治病目的的一种外治法,也是中医常用且疗效显著的治疗方法之一。

2. 我们日常用到的艾灸材料

艾叶是艾灸的主要原材料,是生长于山野之中的菊科多年灌木植物,广泛生长于我国各地。古时以蕲州产的艾质量上乘疗效明显,故称为"蕲艾"。

艾叶气味芳香,味辛、微苦,性温热,具有纯阳之性。《本草从新》讲艾叶"能会垂绝之元阳,通十二经,走三阴,理气血,逐寒湿,暖子宫,止诸血,温中开郁……能透诸经而除百病"。见图 2-1。

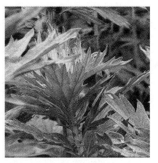

◎ 图 2–1　艾叶

3. 艾条的品质及贮存方法

通常将艾加工成艾绒（图 2–2）后制成艾条而方便使用。粗艾绒因为比较散，不易聚集，多制作为艾条（图 2–3），或间接灸时用，细绒则常做直接灸。好的艾绒杂质极少、干燥、柔软、易团聚，质量差的艾绒含杂质较多、生硬潮湿、不易团聚。新制艾绒内含挥发油较多，施灸时火力过强，受灸者往往因有烧灼感而不能耐受，所以一般挑选 1 ～ 3 年或 5 ～ 10 年的陈艾作为艾灸材料。艾绒吸水性强，容易受潮，以阴凉干燥处保存为宜。

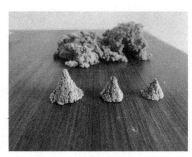

◎ 图 2–2　艾绒

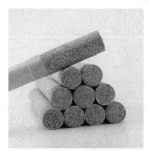

◎ 图 2–3　艾条

除艾叶外，也有使用药物或其他方法施灸的，如灯火灸、药线灸、药笔灸等。但因使用不便，这里主要介绍艾灸疗法。

二、艾灸有什么作用

1. 艾灸的特点

艾灸法有特殊功效，可弥补针刺和药物治疗的不足。针法、灸法和中药疗法各具特点，也各有其局限。某些疾病采用针刺或中药治疗后，在疗效达不到预期的情况下，使用灸法一般可获得较好的效果。《内经》言"针所不为，灸之所宜"和《医学入门》所说的"凡病药之不及，针所不到，必须灸之"，概括了灸法在临床上的应用价值和广泛程度。灸法对穴位或患处产生温热性的刺激，所以一般认为其温补的作用比针法好，因此多用于寒证、虚证及预防保健。

2. 艾灸的作用

（1）温通经络、祛散寒邪：从上文所述艾灸的温热性质可以明显看出，在此不作赘述。

（2）补虚培本、回阳固脱：艾灸能增强脏腑的功能，补益气血、填精益髓。凡先天不足、后天失养及大病、久病导致的脏腑功能低下、气血虚弱、中气下陷皆为灸法的适宜病证。许多慢性疾病适宜灸法治疗，也正是基于灸法的这种补虚培本作用，通过扶正以祛邪而起到治疗与保健作用。另外，灸法对阳气虚脱而出现的大汗淋漓、四肢厥冷、脉微欲绝的脱证有显著的回阳固脱的作用，是古代中医急救术之一。

（3）行气活血、消肿散结：气为血之帅，血随气行，气得温热刺激，可使气血调和，营卫通畅，起到行气活血、消肿散结的作用。因此，凡气血凝滞及形成肿块者均是灸法的适宜病证，如乳痈初起、瘰疬、瘿瘤等。特别是疮疡阴证之日久不溃、久溃不敛者，使用灸法治疗，更显示出独特的效果。

（4）预防保健、益寿延年：灸法不仅能治病，而且还可以激发人体正气，增强抗病能力，起到预防保健的作用。对于中老年人，于无病时或处于亚健康的状态下，长期坚持灸关元、气海、神阙、足三里、曲池等穴，不仅可以预防常见的中老年疾病，如高血压、中风、糖尿病、冠心病等的发生，还可延缓衰老，益寿延年。

三、艾灸为什么可以有这些作用

研究认为，灸法能提高免疫功能、延缓衰老，能增强体液免疫功能、防病抗衰，能提高红细胞免疫功能、强身保健，有"类抗原"的作用，能扶正固本、防治疾病。

1. 艾灸的物理机制

艾灸是以燃烧艾绒，温经通络而治病，燃烧时的温热效应是产生治疗效果的重要因素。灸法燃烧艾绒产生的温热作用可治疗因为寒冷引起的疾病。现代研究表明，艾灸可以调整脏腑功能、促进新陈代谢、增强免疫功能，尤其在治疗慢性病、疑难病及预防保健方面具有显著优势，而艾灸治疗疾病时产生的温热效应是取得疗效的关键。从生物传热学的角度，根据物理学原理，一般远红外线能直接作用于人体的较浅部位，靠传导扩散热量；而近红外线较远红外线波长短、能量强，可直接渗透到深层组织，穿透机体的深度可达 10mm 左右，并通过毛细血管网传到更广泛的部位，而为人体所吸收。艾灸红外辐射为机体细胞活动提供了必要的能量：当红外光作用于腧穴组织时，组织吸收光能将红外光转化为生物能储存，并释放能量作为生命活动的能源。研究表明，人体穴位红外辐射不仅含有人体热信息，而且还与人体内能量代谢等因素相关，穴位点的能量代谢要比周围高。在病理状态下，人体皮肤和组织辐射的红外线会发生一定的改变，艾灸时的红外线辐射，既可为机体细胞代谢活动、免疫功能提供必要的能量，也可为能量缺乏的病态细胞提供活化能，并有利于生物大分子氢键偶极子产生受激共振，从而产生"得气感"；同时又可借助反馈调节机制，纠正病理状态下的能量信息代谢紊乱，调控机体免疫功能。

2. 艾灸生成物的药性作用

现代研究表明，艾灸生成物具有确切的抗菌、抗病毒、抗自由基、调节机体功能、抗衰老、预防保健的作用。

（1）抗菌作用：研究人员就艾烟（燃烧艾绒时产生的烟雾，以下简称艾烟）作用（不含温热刺激）对大肠杆菌、伤寒杆菌、绿脓杆菌、金黄色葡萄球菌、甲型链球菌、枯草杆菌、奈瑟菌和嗜酸乳杆菌等各种细菌的抑菌效应进行了研究。结果表明：艾烟确有抑菌作用，是细菌生长时杀菌作用的基本和唯一因素。艾烟的杀菌作用与烟熏时间长短有关，时间长，杀菌作用强。艾烟的杀菌作用为临床治疗化脓性炎症、外伤感染、皮肤细菌损害、带状疱疹、上呼吸道感染等提供了理论依据。

（2）抗病毒：近年来，大量的研究表明，艾烟对腺病毒、鼻病毒、流感病毒和副流感病毒均有一定的抑制作用。

（3）抗自由基、调节机体功能、抗衰老、预防保健：中外科学家将艾挥发油、艾和艾燃烧生成物用甲醇提取，发现其提取物有清除自由基和过氧化脂质的作用，且艾叶燃烧生成物的作用较强，具有一定的调节人体微量元素及免疫调节的作用，从而起到抗衰和预防保健的作用。

3. 艾灸法与神志病治疗

艾灸疗法在提高人体免疫功能、延缓衰老、增强防病抗衰能力、强身健体、扶正固本、防治疾病等方面均具有重要作用，对神志病引起的各种症状也具有很好的调节作用。其从调形与调神入手，能够使神得安、病得养、人得康。

四、我们可以学会的艾灸方法

临床用到的艾灸法可分为艾炷灸、艾条灸、温针灸、温灸器灸。因温针灸和艾炷灸操作的专业度要求较高，不便于家庭操作，本书仅选取适用于家庭的悬起灸和温灸器灸进行介绍。

1. 悬起灸

悬起灸属艾条灸，可分为温和灸、回旋灸和雀啄灸，是将点燃的艾条悬于施灸部位之上的一种灸法。一般艾火距皮肤2～3cm，灸10～15分钟，以灸至皮肤温热红晕，而又不致烧伤皮肤为度。

（1）温和灸：将艾的一端点燃，对准应要灸的腧穴部位或患处，距离皮肤2～3cm进行熏烤，使患者局部有温热感而无灼痛为宜，一般每穴灸10～15分钟，以皮肤红晕为度，见图2-4。施灸时可将食、中两指置于灸部位两侧，这样可以通过操作者的手指来测知患者局部受热程度，以便随时调节施灸距离，掌握施灸时间，防止烫伤皮肤。

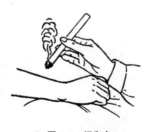

◎ 图2-4　温和灸

（2）雀啄灸：施灸时，艾条点燃的一端与施灸部位的皮肤不固定在一定距离，而是像鸟雀等禽类啄食一样，将艾条一上一下移动，见图2-5。

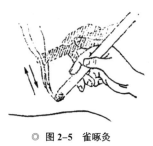

◎ 图2-5 雀啄灸

（3）回旋灸：施灸时，艾条卷点燃的一端与施灸皮肤保持在一定的距离，但位置不固定，而是均匀地向左右方向移动或反复顺时针旋转进行施灸。

2. 温灸器灸

温灸器是便于施灸的器械，如温灸盒（箱）、温灸筒、温灸架。

（1）温灸盒：是一种特制的盒形灸具，有卡槽款艾灸盒、插入款艾灸盒（包括单孔灸盒及多孔灸盒），分别见图2-6、2-7、2-8。卡槽款艾灸盒内可直接将艾绒放置在灸盒内的金属网上点燃施灸，插入款艾灸盒须将艾条点燃后插入盒盖的孔洞中进行施灸，并通过调整插入艾条的深度来达到所需温度。温灸盒每次灸15～30分钟。适用于腹部、背部较平坦处施灸。

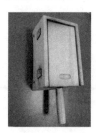
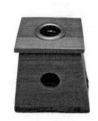
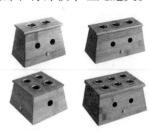

◎ 图2-6 温灸盒　　◎ 图2-7 单孔温灸盒　　◎ 图2-8 多孔艾灸盒

（2）新型简易温灸筒：此类温灸筒一般由灸筒、灸筒盖、灸芯组成。施灸时，灸筒主体由医用胶布固定在施灸部位上，将特制艾条段穿插固定在灸芯上点燃，将灸筒盖盖在灸筒上，灸筒盖同时作为调温旋钮，通过旋转灸筒盖调节进入灸筒的空气多少，从而调节施灸温度。施灸时间一般为 30 分钟左右，待灸芯中灸柱燃烧完毕，皮肤热感消失，灸筒壁凉，拔开灸筒盖，取下灸芯，放入盛水容器中，以确保灰烬完全熄灭。如果续灸，在灸筒盖中重新安装新的灸芯，重复上述操作即可。

此类灸筒主体一般为纸质材料制成，环保无污染，可重复使用 10 次。其灸芯所用特制艾条往往为加入中药的药艾条，不同厂家的产品药物组成有所差别，具有操作简单、安全有效、舒适便捷的特点。目前此类灸筒颇具代表性的有百笑灸、雷火灸等，见图 2-9。

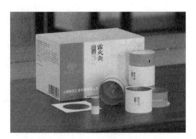

◎ 图 2-9　雷火灸

3. 灸法补泻

灸法可根据具体操作方法的不同起到或补或泻的不同作用，总的来讲，使用细艾条、火力缓、施灸时间长的轻灸徐灸为补法；而使用粗艾条、火力猛、施灸时间短的强灸疾灸为泻法。以艾灸足三里为例，如果以补益气血为目的，则可用直径约 1.8cm 的细艾条温和灸足三里穴 20 ～ 30 分钟；如果以促进胃蠕动治疗胃胀气滞为目的，则用直径约 3.6cm 的粗艾条温和灸

10～15分钟；平时保健灸则可用细艾条温和灸足三里穴5～10分钟。

五、艾灸的注意事项

1. 禁忌证

（1）禁灸病证：外感或阴虚内热、高热、抽搐或极度衰竭、形瘦骨弱者不宜灸。

（2）禁灸部位：心脏心尖处、大血管处、皮薄肌少部位，妊娠期妇女下腹部及腰骶部，睾丸、乳头、阴部不可灸或慎灸。颜面部不宜着皮肤灸，关节活动处不宜瘢痕灸。

2. 注意事项

（1）施灸的体位以患者舒适、便于操作为度。

（2）过饱、极度疲劳时不宜施灸，以防晕灸。

（3）直接灸宜采取卧位，需注意晕灸的发生。

（4）施灸的顺序一般是先灸上部，后灸下部；先灸背部，后灸腹部；先灸头部，后灸四肢。

（5）灸后注意避风防寒、饮适量温水，施灸当天不可洗澡，忌食生冷、辛辣香燥食物。

（6）对昏迷、肢体麻木不仁及感觉迟钝者，应注意随时体察灸处温度，以免烫伤。

（7）灸头部穴位时应小心避免烧灼头发；给小儿施灸时，需提前做好小儿的思想工作，在小儿配合的情况下施灸。小儿皮肤薄嫩，施灸过程中需密切观察，防止烫伤小儿。

（8）灸疮、灸疱的处理：①灸疮的处理：灸疮，也叫灸创、灸伤，是在艾灸过程中，皮肤上形成水肿或水疱及水疱产生的无菌性化脓现象。流脓期间，灸疮可用消毒纱布包裹或创可贴贴敷，需严格消毒，待其自然愈合。②因艾灸时间过长而致起疱者，小者可自行吸收，大者可用消毒针穿破水疱根部，放出液体，然后敷以消毒纱布，用胶布固定即可；起疱部位未恢复不可继续施灸；如果灸疱过大不能自行处理者，须及时到医院就诊。

（9）环境与防火：施灸过程中，室内宜通风良好，避免烟雾过大。严防艾火烧坏衣服、床单等，施灸完毕，必须把艾火彻底熄灭，以防火灾。

六、艾灸后的排病反应

1. 排风寒的反应

艾灸后大多数人会出现风寒外排的反应，多表现为打喷嚏、流鼻涕、感冒、咽喉痛、关节痛等，有的还会感觉从头顶或四肢末端向外冒凉气，更有甚者会觉得全身或半身发冷，而体温正常。这些反应的持续时间多为 1～3 天。

2. 排痰湿的反应

艾灸后排痰湿的反应以咳吐、痰多、呕吐、痰涎或腹痛、腹泻、泄水样稀便为主，有的还会出现头面、四肢浮肿，半侧身体乃至全身浮肿，排尿困难或小便频数，局部或全身冷汗、黏汗。继续施灸时，灸感可由最初的迟钝型转变成敏感型反应。

3. 排郁气的反应

有些人艾灸后会出烦躁易怒、感觉悲伤或委屈易哭等情绪变化，这是体内郁气外排的反应，同时还多伴有呃逆、肛门排气、肝胆区和反射区酸痛等反应。尤其是性格内向，肝气不疏的患者多有此类反应，反应时间一般持续数小时或 1～3 天，少数患者可达数月之久。

4. 排火热邪毒的反应

艾灸后排火热邪毒的反应多表现为疮痒、痈肿、发热，出现类似湿疹，且伴有皮肤瘙痒，面部或身体局部出现丘疹。出现这些反应不必担心，待身体把火热邪毒彻底排除干净后，症状就会消失。

5. 排瘀血的反应

瘀阻在体表经络中的瘀血多以瘀斑的方式排出，瘀阻在胃肠的瘀血多以深褐色或酱黑色大便排出，瘀阻于胞宫，有血块或组织包块随经血排出。

6. 与睡眠有关的反应

绝大多数人灸疗后睡眠状况会发生改变，有的嗜睡，有的失眠，并伴有疲乏无力、头昏沉、不思饮食等感觉。有的失眠十来天之后转入嗜睡，这种情况，坚持施灸后，睡眠可逐渐恢复正常。

7. 发热反应

发热反应属全身综合性的剧烈反应之一，多在康复功能完全发挥作用后出现，表示气血旺盛，体质增强，是机体由量变到质变的转折点。一般发高热反应，体温在 39～40℃，反应持续时间为 1 周以内；少数低烧患者，体温在 37.5～38℃时，反应持续时间为几天甚至 1～2 个月。

8. 其他反应

曾经患过的疾病可能会复发，但感受较发病时轻，如湿疹、痔疮等，症状轻微的几天即可自愈，症状严重的需就医处理。

艾灸的排病反应存在个体差异，不一定每个人都会出现，但如果出现排风寒、排痰湿、排郁气、排火热邪毒、排瘀等反应，通常一定时间后症状会自行消失，短则 3～5 天，长则

2～3个月。艾灸后发热反应需要关注，要与外感进行鉴别，感冒引起的发热有明显的鼻塞流涕、咽喉不适等症状；艾灸后发热应多喝温水，以促进代谢；如体温较高，可适当刮痧，刮至局部皮肤微红。

第三章

拔罐法

一、什么是拔罐法

拔罐法在我国有悠久的历史，最早出现在我国现存最古的医书《五十二病方》中。在古代，古人常用兽角或竹筒作为罐具，因此拔罐法又被称为"角法""吸罐疗法"等。现代生活中，较为常见的罐具有玻璃罐、竹罐、抽气罐等，见图3-1、图3-2。

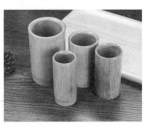 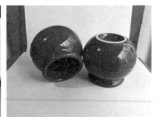

a. 竹罐   b. 陶瓷罐

◎ 图3-1 竹罐、陶瓷罐

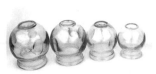 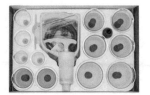

a. 玻璃罐   b. 抽气罐

◎ 图3-2 玻璃罐、抽气罐

不同的材质，有各自的优缺点。玻璃罐虽然易碎，但是可以观察拔罐处皮肤的瘀血程度。竹罐容易爆裂漏气，吸拔力有限，但是耐煮，所以可以和中药方剂有机结合为煮药罐法。抽气罐的特点是可以避免烫伤，操作方法容易掌握，且可以根据需要调节罐内压力。

二、拔罐法有什么作用

拔罐有祛风除湿、温经散寒、活血通络、消肿止痛、清热降火、解毒泄浊、吸毒、拔脓、祛腐生新、扶正固本等诸多作用。从西医学的角度讲，拔罐具有促进血液循环、促进新陈代谢、提高免疫能力、缓解机体疼痛、调节大脑功能、调节肌肉功能等作用。

三、拔罐为什么可以有这些作用

（一）真空负压原理

拔罐疗法最早是由人类吮吸的本能启发而来，故而它的物理原理与吮吸的原理相似，即通过在体外制造出负压的环境——用嘴吮吸，使体内的组织受到吸拔的力量，从而帮助排除皮下的污血、毒物等身体不需要或对身体有害的物质。拔罐疗法，无论用的工具是兽角、竹筒或是玻璃罐、塑料罐，其物理原理都是相同的。即通过减小罐内压强而形成吸拔力，也称为负压或真空负压。

（二）与中医理论结合

拔罐疗法是通过施治于人体之体表皮肤来达到治病的目的，《素问·皮部论》篇中提到"欲知皮部以经脉为纪者，诸经皆然""凡十二经脉者，皮之部也"，意思是说，人体体表的皮肤，皆源于十二经脉，因此与诸条经脉可以产生表里联系。因此十二皮部也就是十二经脉的反应区。即当脏腑经络发生病变时，与病变部位的人体相应的皮部反映出来一定的症状。这与针灸治病取经脉穴位相似，而火罐法重点在穴位区的皮部。

皮部不是一个点，而是机体一定范围内的立体构筑，这个与穴位的空间概念是一样的。患病时人体的穴位所在位置往往也会发生变化。"穴"随着身体状态变化而变换位置，称之为穴的变动。但是这样的变动一般不会离开相应的皮部，会在该经相应的皮部范围内变动，而且拔罐疗法作用于体表时往往不是一个穴位，其作用面积较大，能覆盖多个腧穴，形成一种综合效应，所以穴位即使变动也在拔罐的范围内。故而有医家认为"皮部是拔罐疗法的着眼点"，拔罐通过对体表的皮部进行负压刺激，达到祛风除湿、温经散寒、活血通络、消肿止痛、清热降火、解毒泄浊、吸毒、拔脓、祛腐生新、扶正固本的作用。

（三）与西医学结合

拔罐疗法对人体的积极作用与医学价值可以从西医学的多个角度来分析。

1. 机械刺激作用

在采用玻璃罐进行火罐疗法治疗时，由于罐内空气因热膨胀，随后冷却压缩，压力大降而形成负压。抽气罐则是将罐内空气抽出而形成负压。因罐内气体压强小于罐外大气压，因此，罐口得以紧紧附着于皮肤表面，进而牵拉了神经、肌肉、血管及皮下的腺体，随之引起一系列神经内分泌反应，从而调节血管的舒缩功能和血管的通透性，改善局部血液循环。

2. 温热作用

拔罐局部的温热作用不仅令血管扩张、血流量增加，而且可增强血管壁的通透性。拔罐处血管紧张度的改变，使淋巴循环加速，细胞吞噬作用加强，使人体形成了一个抵抗疾病的良好环境。

3. 调节微循环

人体包括血液循环在内，时刻进行着新陈代谢，其中产生的废物和有害物质是通过静脉和淋巴系统排出体外的。当身体因饮食、情绪、受凉、生活方式不规律等因素影响时，血液循环，特别是皮下的微循环尤其易受到影响。一旦出现循环障碍就会造成废物的积聚、堵塞。当这类堵塞慢慢向深部发展时，不仅会出现相关部位的疼痛，还会由浅入深地引起脏腑的疾患。微循环的细小静脉一旦堵塞，新陈代谢需要排出体外的废物继续滞留在体内，局部微循环将进一步受阻，因此，脏腑疾患就会日趋严重，很难改善。拔罐疗法的负压作用，能促使皮下微循环的微动脉和微静脉加强沟通，帮助堵塞于皮下浅层毛细血管中的代谢物尽快进入浅静脉，从而加速排出体外。

当深层毛细血管网中的微动脉、微静脉堵塞后，深层微静脉网难以自行排除滞留的代谢物。这时用火罐疗法的超强吸力作用可把深层代谢物逐层吸至皮下浅层，然后再由浅静脉把这些代谢物带入人体循环，借助尿、便、汗、泪等形式将其排出体外。同时，也会有部分代谢物能从皮肤表面直接透皮拔出体外。

四、我们可以学会的拔罐操作

中医拔罐法的操作方式众多，根据不同疾病可采用不同方法。临床常用的拔罐方法为单纯拔罐法。单纯拔罐法主要包括闪罐、留罐、走罐、排罐，同时根据吸拔的方式不同又可分为火罐、水罐、抽气罐等。

针对神志病的治疗，以下主要介绍两种较易操作的拔罐方法：火罐法和抽气罐法。

（一）拔罐治疗前患者准备

在操作开始前，被操作者都需要选择一个合适且舒适的体位，充分暴露拔罐部位。

（二）物品准备

若使用的是抽气罐，则准备好罐体即可；若使用的是玻璃罐，则需准备玻璃罐数个并检查罐口是否光滑平整；准备钳子一把，用以夹取燃烧的酒精棉球；95% 的酒精棉球若干（75%的酒精棉球也可用于操作，只是在罐体内然后到将罐体吸附于体表的动作需要更加快捷）；打火机。如要操作走罐，则还需准备润滑介质（如润肤油、凡士林、润肤霜等）。如需操作刺络拔罐，则还需准备三棱针或一次性注射针头、消毒碘伏、棉签等。同时，要准备好保暖的物品，如毛毯、红外线灯等。

（三）操作方法

本书只介绍家庭方便操作的火罐和抽气罐。

1. 火罐法

火罐法通常使用玻璃罐，左手持罐靠近选择好的吸拔部位，右手持钳子夹取 1～2 个 95% 的酒精棉球，挤掉多余酒精，点燃，伸入罐内停留 3～5 秒后取出，左手迅速将罐扣在应拔的部位上。取罐时，一手握持罐体，另一手拇指按压罐口附近皮肤，待空气进入罐内后，将罐取下，不可生拉硬拔，见图 3-3。

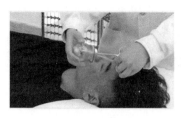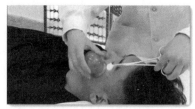

◎ 图 3–3　火罐法

2. 抽气罐法

抽气罐法是最新发展起来的方法。抽气罐由两部分组成：一为抽吸器；一为不同型号的带有活塞的塑料罐具。操作时先将罐具放在所拔穴区，抽吸器插入罐顶部的调节活塞，以手指反复拉动的方式，将罐内气体排出，至所需的负压后，取下抽吸器。取罐时，只要将罐顶的塑料芯向上一拔即可。

抽气罐法不用火力而用机械力，不仅不会造成烫伤等意外事故，而且还可根据患者体质、病情及部位调节吸拔的程度。

（四）拔罐法的运用形式

1. 留罐法

罐体吸附稳定后将罐留置 5 ～ 15 分钟，使浅层皮肤和肌肉吸入罐内，轻者皮肤潮红，重者皮下瘀血紫黑。可以根据病情选择单罐也可多罐并用。

2. 走罐法

使用本法时应先在需要拔罐的部位涂少量润滑介质，然后将罐吸拔于皮肤上，一只手握住罐底，稍倾斜，稍用力将罐沿着肌肉、经络循行路线推拉（罐具前进方向略提起，后方着力），反复运作至走罐区皮肤紫红色为度，见图 3–4。适用于病变范围较广、肌肉丰厚而平整部位，如腰背部，大腿部。注意吸拔后应立即走罐，否则吸牢后则难以走罐；走罐动作宜轻柔，用力均匀、平稳、缓慢。罐内负压大小以推拉顺利为宜，若负压过大或用力过重、速度过快，患者往往疼痛难忍，且易拉伤皮肤；负压过小，吸拔力不足，罐容易掉落，治疗效果差。临床应据病情与患者体质而调节负压及走罐快慢与轻重。走罐时顺序：先中间、后两边。

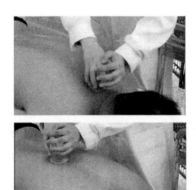

◎ 图 3-4　走罐法

3. 闪罐法

此法一般采用玻璃罐进行操作，将罐体吸拔于施术部位，手握罐体向一侧倾斜，顺势将罐体取下，再吸拔、再取下，反复吸拔至皮肤潮红发热为度。同一个罐子闪罐 3 ~ 5 次后，需注意罐口是否发烫，如发烫则更换新罐，防止烫伤患者。本法要求动作迅速而准确。

五、拔罐注意事项及禁忌

（一）施罐前注意事项

1. 操作时，环境应宽敞明亮，空气流通，室温适宜，要注意患者保暖。

2. 根据病情与施术要求，选择适当体位与罐的规格。充分暴露应拔部位，有毛发者应剃去。拔针罐应注重局部和器具消毒，防止交叉感染。

3. 选好体位，体位应舒适，勿轻易移动体位，以防罐具掉落。老年、儿童与体质虚弱的患者施罐数量宜少，留罐时间宜短。初次接受拔罐者，除应消除其畏惧心理外，拔罐数量与时间也宜少宜短，待适应后再逐渐增加。

（二）施罐中注意事项

1. 施罐手法要纯熟，动作要轻、快、稳、准。拔多罐数量宜少，罐间距离应适中，过远影响疗效，过近易痛易落。

2. 注意询问患者的感觉，观察其局部和全身反应。

拔罐后一般有下述 3 种反应：

（1）患者感觉吸拔部位紧束、酸胀、温暖舒适或有凉气外出，罐内肌肤凸起，呈红疹或紫斑，这些都是正常反应。

（2）患者感觉吸拔部明显疼痛或烧灼、麻木，多为吸拔力过大；若患者毫无感觉，多为吸拔力不足。应将罐体取下后重新施拔。若重拔后，上述情况依旧，则应考虑罐具规格、吸拔部位、施罐方法、负压大小，以及疾病性质、患者体质等因素的影响。

（3）拔罐期间，如患者出现头晕、恶心、面色苍白、四肢发凉、出冷汗、胸闷心慌，甚至晕厥、脉细弱等晕罐征象，应及时起罐，让患者仰卧，并将双脚垫高，保持头低脚高位，同时服用温水或温糖水，并注意保暖。一般按照如上操作后，患者会在 10 ～ 15 分钟左右逐渐恢复；如进行上述操作后患者情况并无好转，则需及时联系急救，请医护人员处理。

（三）施罐后注意事项

1. 治疗效应

启罐后吸拔部出现点片状紫红色瘀点、瘀块，或兼微热痛感，通称罐斑或罐印，这是正常反应，1～2周后会自行消失。

2. 病理反应

（1）罐斑如水疱、水肿或水汽状，常提示湿盛或寒湿。

（2）若水疱色黄为湿热；水疱呈红色或黑色，常提示患者久病湿盛血瘀。

（3）若罐斑色深紫，多提示瘀血为患。

（4）若罐斑色深紫黑，触碰会有疼痛、同时身体发热，则提示为热毒瘀结。

（5）若罐斑无皮色变化，触碰时没有温热感，多为虚寒证。

（6）若罐斑微痒或出现皮纹，多属于风邪为患。

（7）若罐斑或血疱色淡，多属于虚证。

（8）若实施拔针罐操作后，出血颜色为深红，提示有热；若出血颜色为青色，常提示寒凝血瘀。

以上反应还需要结合实际情况进行综合分析。

3. 注意事项

拔罐法操作后，如皮肤拔罐部位紫红色罐斑上的小水珠出现，可用消毒棉球轻轻拭去。若罐斑微觉痛痒，不可搔抓，数日内自可消退。如现小水疱可任其自行吸收，不需处理；水疱较大，应用消毒毫针刺破水疱，放出水液，涂上甲紫等消毒液。若出血应用棉球拭净。若皮肤破损，应常规消毒，并用无菌敷料覆盖其上。

（四）拔罐法的禁忌证

有以下情况的患者，禁止使用拔罐法。

1.急性严重疾病、慢性全身虚弱性疾病及接触性传染病。

2.严重心脏病、心力衰竭。

3.血小板减少性紫癜、白血病及血友病等出血性疾病。

4.急性外伤性骨折、严重水肿。

5.精神分裂症、抽搐、高度神经质及不合作者。

6.皮肤高度过敏、传染性皮肤病，以及皮肤肿瘤（肿块）部、皮肤溃烂部。

7.心尖区、体表大动脉搏动部及静脉曲张部。

8.疮疡、疝气处及活动性肺结核。

9.眼、耳、口、鼻等五官孔窍部。

10.妊娠妇女的腹部、腰部、乳房部、前后阴部。

11.婴幼儿。

12.精神紧张、疲劳、饮酒后，以及过饥、过饱、烦渴时。

第四章

刮痧法

一、什么是刮痧

刮痧起源甚早，可追溯至旧石器时代。古人在劳动的过程中发现，借助石头、木材等外物按压或摩擦体表，可使某些疾病的不适症状得以缓解。经过长期的积累和实践，这种方法逐步发展成为一种自然的医疗保健手段。刮痧法是用特制的器具，依据中医经络腧穴理论，在体表进行相应的手法刮拭，以达防治疾病的方法，见图4-1。刮痧古称"戛法"，属于砭术。现代的"出痧"或"痧象"指经过刮拭之后在皮肤表面出现的痧点和痧斑。

《素问·异法方宜论》篇中论述中医有砭石、毒药、灸、针、按跷和导引六种医术，其中砭法为六法之首。"痧"字从"沙"演变而来，最早"沙"是指一类病证。《痧症全书》中曾提到，古时候是没有"痧"这个字的，在南方有的人接触粪土沙等有气味的污秽之物后，会出现腹痛腹胀的情况，医生就把这种症状称之为"痧"。《肘后备急方》中记载的沙虱毒，主要表现为刚患病时，皮肤会泛红，并且泛红的地方会鼓起像小豆一样的小肿块，如果用手轻轻触碰红肿的地方，会有针刺一样

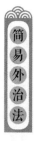

简
易
外
治
法

的疼痛，如果不及时治疗三日之后，全身很多关节都会不能动弹，不止疼痛还会忽冷忽热，原先红肿的地方就会开始溃破，这时就说明这个毒已经深入骨髓了，是会导致死亡的。此处的"沙虱虫"就是"恙虫"。《临证指南医案》也曾记载："痧"其实是"疹"的另外一种说法，皮肤上会出现粟粒大小的肿块，容易肿，也容易痒。《痧胀玉衡》中提到，有的患者出现胸腹胀满的情况，而且会生长出白羊一样的白毛，这种病一日就能死数千人，这其实是"痧"。

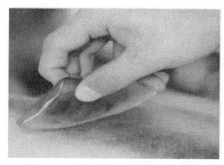

◎ 图4-1　刮痧

（一）刮痧器具

刮痧法使用的器具有很多种类。常用的材质有水牛角、玉石、砭石、陶瓷等。水牛角辛、咸、寒，具有清热、解毒、化斑、消肿的作用，见图4-2。优点是天然无毒，取材容易，价格较低，加工简便，但受潮会弯曲变形。玉石性味甘平，入肺经，具有清热、滋阴、安神、健身的功效，常用于美容，其优点是质地光滑、导热性好、皮肤痛感较轻，但易摔碎。砭石具有镇静、安神、祛寒的作用。其优点是具有微晶结构，质地光滑细腻，可直接或间接接触人体。陶瓷材料烧制而成的器具，具有高强度、高硬度、耐高温、防静电的优点，但易摔碎。

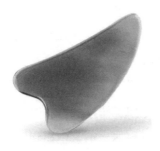

◎ 图 4-2　水牛角刮痧板

　　根据刮痧部位不同等，刮痧板也有不同形状。椭圆形刮痧板呈椭圆形或月圆形，边缘光滑，宜用于人体脊柱双侧、腹部和四肢肌肉较丰满部位刮痧；方形刮痧板一侧薄而外凸为弧形，对侧厚而内凹为直线形，呈方形，宜用于人体躯干、四肢部位刮痧；缺口形刮痧板边缘设置有缺口，以扩大接触面积，减轻疼痛，宜用于手指、足趾脊柱部位刮痧；三角形刮痧板呈三角形，棱角处便于点穴，宜用于胸背部肋间隙、四肢末端部位刮痧；梳形刮痧板为梳子状，可以保护头发，宜用于头部刮痧。

（二）刮痧介质

　　刮痧介质由单纯使用水、油发展到现在主要以油为溶剂配合药物使用，治疗效果不断提高。溶剂和药物在治疗过程中均扮演着重要角色，可以起到对皮肤的润滑、保护作用。

　　皮肤角质层由数层角化细胞组成，具有抵抗摩擦、防止体液外渗和防止化学物质内侵的作用。刮痧法因直接作用在皮肤角质层，破坏皮肤的表层结构，而刮痧介质的运用，避免了刮痧器具对皮肤的直接伤害，起到了润滑、保护的作用。刮痧介质的润滑度越高，同时对皮肤的伤害相应减少。

　　刮痧结束后，在刮痧部位的皮肤表面会残留一层刮痧介质，如挥发较慢的香油，它会在损伤的皮肤与空气之间形成间隔，避免了皮肤与空气的直接接触，在一定程度上对刮痧后的皮肤起到保护作用。

刮痧介质还可以增强皮肤渗透作用，加大刮痧介质中有效成分的渗透作用，加快机体对药物的经皮吸收。因此，含药刮痧介质比单纯刮痧介质增加了药物作用，药物有效成分通过经皮吸收，在经络的作用下运行周身发挥治疗作用。

二、刮痧法有什么作用

刮痧法具有调和阴阳、扶正祛邪、疏通经络、活血化瘀、开窍泄热、通达阳气、泻下秽浊、排出毒素等作用。刮痧法扩张毛细血管，增加汗腺分泌，促进血液循环，对于疼痛性疾病、骨关节退行性疾病和神经、肌肉、血管性疾病等均有较好的防治效果。且刮痧法有操作简便、易学易懂、经济安全、取效迅捷、易于普及的特点，广泛应用于内、外、妇、儿、五官等各科疾病。

三、刮痧法为什么可以有这些作用

（一）中医理论

刮痧法利用工具与体表肌肤直接接触，刮至皮肤或皮下组织出痧，从而达到治疗效果。因此与中医理论中藏象、经络、全息、痧毒、枢机学说等密切相关。从经络学说角度出发，皮部理论和络脉理论在刮痧诊断和治疗疾病的过程中发挥了非常重要的作用。

皮部是刮痧直接作用的部位，也是脏腑经络气血的外在反应部位；络脉布散于全身，沟通表里、联系脏腑、灌渗气血，与皮部有着密切相关性。

《素问·皮部论》中提到："凡十二经络脉者，皮之部也。"意思是，皮部是十二经脉在体表的分布区，也是络脉之气的布散区。一方面，皮部可以防御疾病。邪气的传变过程依次为皮毛、络脉、经、腑、脏。因此皮部是抵御外邪的第一道屏障，在防止疾病传变的早期起着至关重要的作用。另一方面，通过皮部可以诊治疾病。临床可以通过观察皮部络脉的颜色、形态等变化来诊断疾病的性质，如"其色多青则痛，多黑则痹，黄赤则热，多白则寒，五色皆见则寒热也"。在疾病初期应当及时治疗，以防疾病深入发展。因此皮部主要体现诊断和防御两个作用。

从络脉理论看刮痧，《灵枢·经脉》中提到："经脉十二者，伏行分肉之间，深而不见……诸脉之浮而常见者，皆络脉也。"因此，络脉是十二经脉在浅表的分支，分布于机体表里内外，无处不在，起着渗濡灌注、沟通表里经、通调营卫、渗化津血的作用。

《素问·经络论》中依据分布层次把络脉分为阳络与阴络。阳络循行体表，运行卫气为主的精微物质，又称为气络；阴络循行于深层组织，运行营血为主的精微物质，又称为血络。阴络对应五脏五色，而阳络与季节气候变化相关。清代痧症专著《痧胀玉衡》中提到"血肉痧，看青紫筋刺之，则痧毒有所泄"，就是络脉理论在刮痧疗法中的典型运用。

（二）西医理论

西医理论认为刮痧对人体新陈代谢、免疫抗炎系统、神经系统、内分泌系统、皮肤组织及血管等都有积极影响。

1. 新陈代谢

刮痧对慢性疲劳综合征、人体亚健康状态等疗效显著，可能原因与刮痧后致胆红素与超氧化物歧化酶（SOD）在正常范围内升高，刺激神经末梢，保护肌细胞与肝细胞，促进糖异生，提高抗氧化酶活性，加速自由基清除，从而达到抗氧化、抗疲劳等有关。

2. 免疫抗炎系统

刮痧的抗炎、调节免疫作用是通过调节改善免疫抗炎系统相关因子水平的多层次、多环节共同作用的结果。

3. 神经系统

刮痧可通过调节神经及血清中相关疼痛物质以减轻疼痛，平衡神经的兴奋和抑制过程，加强对机体的调节和控制。

4. 内分泌系统

刮痧能调节性激素水平，改善其异常分泌，对下丘脑－垂体－卵巢性腺轴有一定调节作用。

5. 皮肤组织及血管

刮痧可促进血液循环、降低血液黏度，但不同的手法和力度会影响其疗效。刮痧可以改善血液流变，同时能改善经络循行处的血液微循环。

四、我们可以学会的刮痧手法

（一）施术部位及体位

1. 刮痧时选择适当的刮痧部位，以经脉循行和病变部位为主，常刮部位有头、颈、肩、背、腰及四肢等。施术部位应尽量暴露，便于操作。

2. 根据病证特点、刮痧部位和患者体质等方面，选择患者舒适持久、操作者便于操作的治疗体位。常用的体位有坐位、仰靠坐位、扶持站位、仰卧位、俯卧位、侧卧位等。

（二）操作环境

整洁卫生，温度适中，以患者感觉舒适为宜。

（三）消毒

1. 刮痧板使用后需要及时消毒，水牛角刮痧板宜用 1∶1000 的新洁尔灭或 75% 医用酒精或 0.5% 的碘伏进行擦拭消毒，砭石、陶瓷、玉石刮痧板除擦拭消毒外，还可高温、高压或煮沸消毒。

2. 部位刮痧部位应用热毛巾或一次性纸巾，或 75% 的酒精棉球或生理盐水棉球进行清洁或消毒。

3. 术者双手应用肥皂水或洗手消毒液清洗干净，或用 75% 酒精棉球擦拭清洁。

（四）刮痧的基本操作方法

1. 涂抹刮痧介质在操作部位后，用刮痧板涂抹均匀。

2. 一般为单手握板，将刮痧板放置掌心，由拇指和食指、中指夹住刮痧板，无名指和小指紧贴刮痧板边角，从刮痧板的两侧和底部三个角度固定刮痧板。刮痧时利用指力和腕力调整刮痧板角度，使刮痧板与皮肤之间呈 45°，以肘关节为轴心，前臂做有规律的移动。

3. 刮痧部位顺序：一般为先头面后手足，先背腰后胸腹，先上肢后下肢。如果要进行全身刮痧，则顺序为头、颈、肩、背腰、上肢、胸腹及下肢；局部刮痧者，如颈部刮痧顺序为头颈、肩上、肩前、肩后、上肢；背腰部刮痧顺序为背腰正中、脊柱两侧、双下肢。

4. 刮痧的方向：总原则由上向下、由内向外，单方向刮拭。头部一般采用梳头法、由前向后，或采用散射法，由头顶中心向四周；面部一般由正中向两侧，下颌向外上刮拭；颈背腰

简易外治法

部正中、两侧由上往下，肩上由内向外，肩前、肩外、肩后由上向下；胸部正中应由上向下，肋间则应由内向外；腹部则应由上向下，逐步由内向外扩展；四肢一般向末梢方向刮拭，下肢静脉曲张、水肿患者，可从下向上改变刮拭方向。也有强调"顺经络为补，逆经络为泻"的刮法。

5.分部位刮痧法：常在人体头部、颈部、肩部、背腰部、胸部、腹部和四肢部位的刮痧，操作方法如下。

（1）头部

①头部两侧刮痧：从头前侧太阳穴附近向风池方向刮拭。太阳穴附近开始，绕耳上，向头侧后部乳突和风池方向刮拭，以使患者头部放松、有舒适的感觉为宜。

②头顶部向前刮痧：从头顶部的百会穴向前额方向刮拭。先刮拭头顶部正中，从百会穴向前额方向刮拭，再刮拭头顶部两侧。

③头顶部向后刮痧：从头顶部的百会穴向头后部至颈椎方向刮拭。先刮拭头顶部正中，从百会穴向前额方向刮拭，然后刮拭头后部两侧。

（2）颈部

①颈部正中刮痧：从颈上的风府穴向大椎穴、陶道穴方向刮拭（督脉）。从风府穴向下刮至大椎穴下的陶道穴，身体消瘦、颈椎棘突明显突出者，宜用刮痧板的边角，由上向下依次点压按揉每一个椎间隙3～5次，以局部有酸胀感为宜。

②颈部脊柱两侧刮痧：从天柱穴向下刮至风门穴（膀胱经）。一般采用直线刮法、重刮法刮拭。风门穴可采用点压法、按揉法。

③颈部外侧刮痧：颈部左右两侧分别从风池穴、完骨穴刮

至肩井穴（胆经），从肩上过肩井穴并延长至肩头。颈部外侧宜采用轻刮法、直线刮法和弧线刮法刮拭，肩井穴位可采用点压法、按揉法。

（3）肩部

①肩上部刮痧：从后发际两侧凹陷处的风池穴向肩井穴方向刮拭。风池穴、肩井穴可采用点压法、按揉法。

②肩胛内侧刮痧：从后发际天柱穴向大杼穴、膈俞穴方向刮拭（膀胱经）。每侧从颈上一直刮至肩胛内侧膈俞穴以下，宜用直线刮法、重手法刮拭。

③肩后部刮痧：先用直线轻刮法由内向外刮拭肩胛冈上下，然后用弧线刮法刮肩关节后缘。

④肩前部刮痧：采用弧线刮法刮。

⑤肩外侧刮痧：术者一手握住患者前臂手腕处，使上肢外展45°，刮拭肩关节外侧的三角肌正中及两侧缘，用重刮、直线刮法刮拭。

（4）背腰部

①背腰部正中刮痧：从上向下刮拭背腰部正中（督脉）。采用轻刮法。如果患者身体消瘦、椎体棘突明显突出，则一般用刮痧板的边角，由上向下依次点压每一个椎间隙3～5次，以局部有酸胀感为宜。

②背腰部脊柱两侧刮痧：从上向下刮拭背腰部膀胱经第一、第二侧线之间的区域。从上向下采用直线重刮法刮拭。

（5）胸部

①胸部正中刮痧：从天突穴向下刮至剑突处（任脉）。采用轻刮法。

②胸部两侧刮痧：用刮痧板薄面边缘，采用轻刮法、角刮

法由内向外刮拭，每肋间隙刮拭 10 ～ 20 次为宜，从上向下依次刮至乳根，乳头部位跳过。

（6）腹部

①腹部正中刮痧：分别从上脘穴向下刮至中脘穴、下脘穴，从气海穴向下刮至关元穴、中极穴（任脉）。从上向下刮拭，中间绕开肚脐。

②腹部两侧刮痧：从肋缘向下刮至小腹部，由内向外依次刮拭肾经、胃经和脾经循行区域。

（7）上肢

①上肢外侧刮痧：由上向下依次刮拭大肠经、三焦经和小肠经循行区域。合谷穴、外关穴可采用点压法按揉法。

②上肢内侧刮痧：由上向下依次刮拭肺经、心包经和心经循行区域。内关穴、神门穴可采用点压法、按揉法。

（8）下肢

①下肢外、后侧刮痧：以膝关节为界分上下两段分别刮拭，由上向下依次刮拭胃经、胆经和膀胱经循行区域。环跳穴、承山穴可采用点压法、按揉法、弹拨法。

②下肢内侧刮痧：以膝关节为界分上下两段分别刮拭，由上向下依次刮拭脾经、肝经和肾经循行区域。三阴交、血海穴可采用点压法、按揉法。

（五）刮痧法的刺激量

刮痧刺激量以患者能耐受或出痧为度，刮至皮肤出现潮红、紫红色等颜色变化，或出现粟粒状、丘疹样斑点，或片状、条索状斑块等形态变化，并伴有局部热感或轻微疼痛即可。一般每个部位刮 20 ～ 30 次，局部刮痧 10 ～ 20 分钟，全身刮痧宜 20 ～ 30 分钟。

在采用刮痧疗法时，还应根据患者具体情况制定不同的刮痧方案。

1. 初次刮拭时间不宜过长，手法不宜过重。两次刮痧之间宜间隔 3～6 天，或以皮肤上痧退、手压皮肤无痛感为宜，若刮痧部位的痧斑未退，不宜在原部位进行刮拭。急性病以痊愈为止，一般慢性病以 7～10 次为 1 个疗程。刮痧刺激量与刮拭时的按压力及刮拭的时间、速度有着密切的联系。按压力大、刮拭速度快、作用时间长，则刮拭刺激量大；反之则刺激量小。

2. 体弱多病、久病虚弱的虚证患者，或对疼痛敏感者，多采用刮痧补法，即刮痧板按压力小，刮拭速度较慢，刮拭时间相对较长，刮拭多顺着经脉循行方向。被刮者无疼痛及其他不适感觉，轻刮后皮肤仅出现微红，无瘀斑。刮拭的频率不超过 30 次 / 分。

3. 身体强壮、疾病初期的实证患者及骨关节疼痛患者，多采用刮痧泻法，即刮痧板按压力大，刮拭速度较快，刮拭时间相对较短，刮拭多逆着经脉循行方向，刮拭后常加拔罐。下压刮拭的力量较大，以患者能耐受为度。刮拭的频率不低于 30 次 / 分。

4. 亚健康人群或健康人群的保健刮痧，刮痧板按压力度和移动速度适中即可。

由于体质与病情不同，刮痧部位会出现鲜红色、暗红色、紫色及青黑色的散在、密集分布的斑点、斑块，重者皮下深层能触及大小不一的包块硬结。大部分患者数天后可自行消退。个别患者出痧后 1～2 天有疲劳、低热现象，局部皮肤轻度疼痛、发痒、体表有蚁行感或感觉体表向外冒冷气、热气，皮肤表面出现风疹样变化等情况。痧消退的时间因人而异，一般

5～7天可消退。一般情况下，血瘀之证出痧多，实证、热证出痧多；虚证、寒证出痧少。服药过多者，特别是服用激素类药物不易出痧；肥胖者与肌肉丰满的人不易出痧；阴经较之阳经不易出痧；室温低时不易出痧。对一些不易出痧或出痧较少的患者，不可强求出痧。

五、刮痧法的注意事项

1. 对于初次接受刮痧治疗时应放松心情；勿在过饥、过饱及过度紧张的情况下进行刮痧治疗；婴幼儿及老年人，刮拭手法用力宜轻。

2. 刮痧部位或穴位处需暴露皮肤，且刮痧时皮肤汗孔开泄，如遇风寒之邪，邪气可从开泄的毛孔入里，引发新的疾病。故刮痧前要选择空气流通的治疗场所，注意保暖，夏季不可在有过堂风的地方刮痧。

3. 体位应选择舒适的刮痧体位，以利于刮拭和防止晕刮。

4. 操作者的双手要消毒。刮痧工具也要严格消毒，防止交叉感染。

5. 刮痧手法刮拭前须仔细检查刮痧工具，以免刮伤皮肤。刮拭时，被刮拭部位的皮肤要保持润滑，要一边刮拭一边蘸取适量的介质，切忌干刮。

6. 操作过程中，要经常询问患者感受。如在接受刮痧法治疗中，出现精神疲惫、头晕目眩，面色苍白、恶心欲吐，出冷汗、心慌，四肢发凉或血压下降等情况，应立即停止操作，帮助患者平卧，注意保暖，嘱患者饮温开水或糖水。密切注意血压、心率变化。

7. 刮痧后宜饮温水一杯，休息片刻。应禁食生冷、辛辣、油腻之品。一般刮痧当天禁止洗澡或触摸冷水，第2天方可洗澡。

六、刮痧法的禁忌

有以下情况的患者，禁止使用刮痧法。

1. 严重心脑血管疾病肝肾功能不全等疾病出现浮肿者。

2. 有出血倾向的疾病，如严重贫血、血小板减少紫癜、血友病等。

3. 局部有疖肿痈疮、瘢痕、溃烂、传染性皮肤病等疾病。

4. 新发生的骨折部位、静脉曲张部位、皮下不明原因的包块及未合的小儿囟门等处。

5. 刮痧不配合者，如醉酒、精神分裂症、抽搐等。

6. 特殊部位，如眼睛、口唇、舌体、耳孔、鼻孔、乳头、肚脐、前后二阴及大血管显现处等部位，孕妇的腹部、腰骶部。

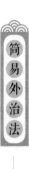
简易外治法

第五章

耳穴疗法

一、什么是耳穴疗法

1. 耳穴和耳穴疗法

耳穴是耳郭表面与人体脏腑经络、组织器官、四肢躯干相互沟通的特殊部位。当人体内脏或躯体发病时，往往在耳郭的相应部位出现压痛敏感、皮肤电特异性改变和变形、变色等反应，同时，这些耳穴又可接受刺激，用以防治疾病。

耳穴疗法就是通过刺激耳郭上的穴位来防治疾病的方法，也是极具特色的中医适宜技术，因临床中疗效显著、操作便利而深受欢迎。

2. 神奇耳穴的发现

耳穴疗法起源于我国，早在马王堆帛书《阴阳十一脉灸经》中就提到了与上肢、眼、颊、咽喉相联系的"耳脉"。《内经》不仅将"耳脉"发展成了手少阳三焦经，而且对耳与经脉、经别、经筋的关系都作了比较详细的论述。宋代杨士瀛论述耳与经脉的紧密联系时曰"十二经脉，上终于耳"，"阴阳诸经适有交并"，表示我们身体的十二条正经均可向上或交会进入，或合入汇集于耳中。金元时期刘完素、李杲、朱震亨、滑寿等知名医家都对耳与经络的关系进行著述。明代李时珍《奇经八脉考》从八脉的角度拓展了耳与奇经八脉的相关性；张介宾更是直接指出"手足三阴三阳之脉皆入于耳"，使耳与全身经络相关的文献更加完善。

现代耳穴理论源于法国医学博士诺吉尔的发现并首次提出耳郭形如"胎儿倒影"的耳穴图，见图5-1。在随后的耳穴临床科研工作中，中医耳穴工作者不断对此进行验证补充，逐步形成了我们目前广泛使用的耳穴，见图5-2。

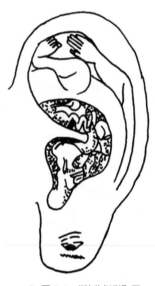

◎ 图5-1 "胎儿倒影"图

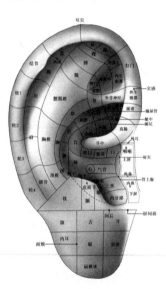

◎ 图5-2 耳穴图

二、耳穴有什么作用

耳穴具有反映病证、感受刺激的作用，所谓"内属外络、有内必形其补，有外必察其内"。耳穴具有反映病症的作用，因此，耳穴有一定的诊断作用，当内在脏腑器官患病时在耳郭的相应穴位会出现各种阳性反应，如变色、变形、丘疹、血管充盈、脱屑等。耳穴具有感受刺激的作用，因此我们可以通过各种方法刺激耳穴，调节脏腑和器官功能活动从而达到治疗疾病、预防保健的目的。

耳穴治病有适应证广、操作简单、价格低廉、疗效确切且无副作用等特点，其适用范围包括如下方面。

1. 疼痛性疾病：如各种扭挫伤、头痛和神经性疼痛等。

2. 炎性疾病及传染病：如急慢性胃肠炎、牙周炎、咽喉炎、扁桃体炎、胆囊炎、腮腺炎等。

3. 功能紊乱和变态反应性疾病：如眩晕综合征、高血压、心律不齐、神经衰弱、荨麻疹、哮喘、鼻炎、紫癜等。

4. 内分泌代谢紊乱性疾病：甲状腺功能亢进或低下、糖尿病、肥胖症、更年期综合征。

5. 其他：如催乳、催产，预防和治疗输血、输液反应，同时还有美容、戒烟、戒毒、延缓衰老、防病保健等作用。

三、耳穴为什么可以有这些作用

1. 耳郭与经脉、脏腑关系紧密

耳与经脉有着密切关系。前面已经提到马王堆帛书《阴阳十一脉灸经》和《内经》对"耳脉"的阐述，以及对耳与经脉、经别、经筋的关系作了比较详细的论述。在十二经脉循行中，有的经脉直接入耳中，有的分布在耳郭周围。如手太阳小肠经、手少阳三焦经、足少阳胆经等经脉、经筋分别入耳中，或循耳之前、后；足阳明胃经、足太阳膀胱经则分别上耳前，至耳上角；手阳明大肠经之别络入耳合于宗脉。六条阴经虽不直接入耳或分布于耳郭周围，但均通过经别与阳经相合。因此，十二经脉均直接或间接上达于耳。所以《灵枢·口问》说："耳

者，宗脉之所聚也。"《灵枢·邪气脏腑病形》述："十二经脉，三百六十五络，其血气皆上于面而走空窍。其精阳气上走于目而为睛。其别气走于耳而为听。"还有前面提到的耳与十二经脉和奇经八脉的相关论述。

耳与五脏六腑的关系也十分密切，是机体体表与内脏联系的重要部位。内经中关于耳与脏腑的论述也较多，如《素问·金匮真言论》说"南方赤色，入通于心，开窍于耳，藏精于心"；《灵枢·脉度》云"肾气通于耳，肾和则耳能闻五音矣"；《难经·四十难》也说"肺主声，故令耳闻声"。后世医著在论述耳与脏腑的关系时更为详细，如《千金方》中说："……神者，心之脏……心气通于舌，非窍也，其通于窍者，寄见于耳，荣华于耳。"《证治准绳》也说："肾为耳窍之主，心为耳窍之客。"《厘正按摩要术》将耳背分为心、肝、脾、肺、肾五部，"耳珠属肾，耳轮属脾，耳上轮属心，耳皮肉属肺，耳背玉楼属肝"，对耳穴与五脏的关系进行了阐述。

耳与十二经脉及相关脏腑的关系十分密切。故而刺激耳郭上的耳穴，具有疏通经络、运行气血的功能，同时可以通过调节脏腑和器官功能活动从而达到防治疾病的目的。

2. 耳郭与神经联系密切

耳郭的神经很丰富，有来自脊神经颈丛的耳大神经和枕小神经，有来自脑神经的耳神经、面神经、舌咽神经、迷走神经的分支，以及随着颈外动脉而来的交感神经。分布在耳郭上的四对脑神经及两对脊神经和中枢神经系统均有联系，如分布在耳郭的耳颞神经属三叉神经下颌支的分支，除司咀嚼运动和头面感觉外，还与脊髓发生联系；面神经除司面部表情肌运动外，还管理一部分腺体。延髓发出的迷走神经和舌咽神经对呼吸中枢、心脏调节中枢、血管运动中枢、唾液分泌中枢（呕吐、咳嗽中枢）等都有明显的调节作用。来自脊神经的耳大神经、枕小神经除管理躯干、四肢、骨关节肌肉运动以外，还支配五脏六腑的运动。由脑、脊部发出的副交感神经和脊髓胸、腰部发出的交感神经所组成的内脏神经，对全身的脏器有双重支配作用，两者互相抵抗，又互相协调，共同维持全身脏腑和躯干四肢的正常运动。

从耳郭神经分布看出，耳郭与全身有密切联系。神经进入耳郭后，由于耳郭含有浅层和深层感受器，在耳穴治疗中运用手法针刺并行，耳针、耳穴按压等不同刺激方法所出现的"得气"，可能是兴奋了多种感觉器，尤其是痛觉感觉器，使其接受和传递各种感觉冲动，并汇集到三叉神经脊束核。然后传递冲动至脑干的网状结构，从而对各种内脏活动和各种感觉功能的调节起到重要的影响。同时耳穴调节并不是单纯针对某一特定病的调节，几乎全部耳穴均具有不同程度的提高人体应激能力、增强人体抵抗力的非特异性治疗和保健作用，《神仙杂术》"每朝早起以右手从头上引左耳二七，复以左手从头上引右耳二七，令人耳聪目明，延年益寿"，也就起到了"正气存内，邪不可干"预防疾病的作用。

3. 耳郭全息理论

耳郭全息理论基于以小窥大的中医整体观的生物全息论，嫁接全息照相的全息概念，来说明生物体每一相对独立的部分，为整体比例缩小这一全息现象。生物全息诊疗法是近代兴起的生物学新技术，其认为全身各部均可在耳、手、足上体现，它具有简单、方便、用途广、疗效高、诊治速度快等特点。

前文中提到，现代耳全息把耳视为人体的缩影，耳郭就像一个头朝下、臀向上的，倒蜷缩在母体子宫中的胎儿。

四、日常保健护理我们怎么用耳穴

1. 重新认识耳朵——耳郭表面解剖

根据耳朵的形态，我们可以把它进行拆分简便记忆，见图5-3。我们大致可将耳郭的表面解剖归结如下。

二轮：耳轮、对耳轮。

二屏：耳屏、对耳屏。

三个切迹：屏上、屏间、轮屏。

三个脚：耳轮脚、对耳轮上脚、对耳轮下脚。

四个凹陷：三角窝、耳舟、耳甲艇、耳甲腔。

四个一：一个耳轮结节、一个耳轮尾、一个外耳道口、一个耳垂。

综合巧记：二轮三脚四间窝，二屏三切四个一。

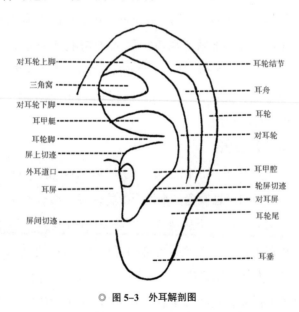

◎ 图5-3 外耳解剖图

2. 耳穴的分布规律

耳穴在耳郭的分布犹如一个倒置在子内的胎儿,见图5-4、图5-5。其分布规律:与面颊相应的穴位在耳垂,与上肢相应的穴位在耳舟,与躯干和下肢相应的穴位在对耳轮体部和对耳轮上、下脚,与内脏相应的穴位集中在耳甲,其中与消化道相应的耳穴弧形排列在耳轮脚周围。这些穴区与人体五脏六腑、四肢百骸、五官九窍一一对应,耳郭上包含了人体各部位的信息。当人体发生疾病时,常会在耳郭上出现阳性反应,如变色、丘疹、脱屑、压痛等,通过观察耳郭形态和色泽的变化能判断相应脏器的病理改变,可依此来诊断疾病。反之对耳郭全息穴区给予刺激,又可起到治疗相应脏器疾病的作用。

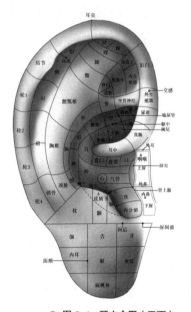

◎ 图5-4　耳穴全图(正面)

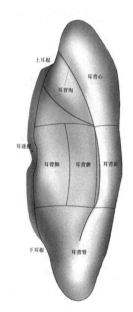

◎ 图5-5　耳穴全图(背面)

3. 耳穴选穴原则

(1)对应取穴:直接选取发病脏腑器官或部位相对应的耳

穴。如眼病选眼穴；胃病取胃穴；面瘫取面颊穴。

（2）对症取穴：根据患者现在的症状选取有针对性治疗作用的穴位。如发热可以用热穴降温；疼痛可以用神门穴止痛，血压高可以用降压沟、肝阳穴降压；也可根据西医学的生理病理知识对症选用有关耳穴，如月经不调选内分泌，神经衰弱选皮质下等。

（3）辨证取穴：根据中医的脏腑、经络学说辨证选用相关耳穴。如皮肤病，按"肺主皮毛"的理论，选用肺穴；目赤肿痛，按"肝开窍于目"的理论，选用肝穴；骨折的患者，按照"肾主骨"的理论选取肾穴。

（4）经验取穴：临床医生结合自身经验选穴。如耳中穴，如果根据对应取穴原则，它与膈相应，可用于治疗呃逆，但根据经验它又有凉血清热的作用，所以用于治疗血证和皮肤病。再如，外生殖器穴可以治疗腰腿痛等。

五、我们可以学会的耳穴治疗方法

1.按摩法

耳穴按摩法是在耳郭上不同的部位进行按摩，提捏的一种疗法，可分为耳郭按摩和耳穴按摩法两种。早在古代养生法记载"以手摩耳轮不拘遍数，此所谓修其城郭，补其肾气，以防聋聩，亦治不睡也"。

耳穴全息理论讲到耳郭可相当于倒置的胎儿，按摩耳郭如同做全身按摩，可激发经气、通经活络、调理脏腑、健脾培中、补肾聪耳。按摩对耳屏、屏间切迹、耳屏、耳垂，不但健脑明目，而且可调整内分泌、改善睡眠、平衡情绪，调节精神、神经系统，抗衰老及美容等。

（1）耳郭按摩法：耳郭按摩常用的手法有按法、摩法、揉法、搓法、捏法、点法、掐法等。见表 5–1。

顺序为全耳腹背按摩→全耳前后按摩→循环按摩法→手摩耳轮法→提拉耳垂法→通耳明目法。

表 5–1　耳郭按摩法操作与作用

名称	操作	作用
全耳腹背按摩法	双手掌心摩擦使至发热，按摩耳郭腹背面。先将双手劳宫穴对准耳郭前（腹）面，做耳郭前面按摩；然后按摩耳郭后（背）面，将耳郭向前，按摩后面，来回反复按摩 6～8 次。也可先做耳背部按摩 6～8 次。通常按摩前面及后面各 18～21 次为宜	治疗经络脏腑运动系统疾病
全耳前后按摩法	双手中指放在耳屏前，食指放在耳郭后做上下来回按摩	此法可疏通全耳前后经络，促进微循环，可缓解耳鸣听力不足、清脑明目、美容。治疗听力下降时每天按摩 3～5 次，可提高听力
循环按摩法，使全身气血通畅	循环按摩小周天法：打通任督二脉法按摩顺序：从皮质下→缘中→脑干→甲状腺→对耳轮内侧缘颈→胸→腹→对耳轮下脚至交感→出走外交感→沿耳轮升部下降至外耳→耳屏前→屏间切迹，为小周天经络循环系统（任脉相当于对耳轮前缘；督脉相当于耳屏前）	按摩此循环通路不只对运动系统疾病有调整改善功能，而且对脑神经亦有平衡作用
	循环按摩大周天法：打开大周天，即十二经脉法按摩顺序从耳轮 4 颈项部开始：（十二、六条阳经、六条阴经均在颈项部汇合入脑络、入耳中）沿耳轮 4 及颈项、耳轮 3、耳轮 2、耳轮 1→耳尖穴→上耳根至耳郭前、耳屏前缘→耳垂前缘→耳垂下缘向外上方与轮 4 汇合	

名称	操作	作用
	主要按摩支配运动系统的耳大神经、枕小神经，耳大神经通肩背，枕小神经通肢末，交感活血通全身，交感调整神经功能，耳屏为耳颞神经三叉神经支配区	
手摩耳轮法	双手握空拳，以拇、食二指沿耳轮 4 向上→耳轮 1，沿耳尖穴至肛门、外生殖器、尿道穴，反复按摩直至耳轮充血发热即可	此法可治疗阳痿、尿频、尿急、痔疮、脱肛、腹泻、腰腿疼、颈椎病、心慌胸闷、头晕、头疼等。经常按摩耳轮有健脑、聪耳、补肾、明目、强身体作用
提拉耳垂法，亦称双凤展翅法	提拉耳垂法，亦称双凤展翅法：拇指放在屏间切迹内分泌及对耳屏内侧，神经系统及质下等穴。食指放在与拇指相对应的耳背部。然后拇指向下至屏间切迹旁，至耳垂下缘外侧面颊区、耳→轮 4、轮 5、轮 6 边缘→颌区→额、颞、枕、顶→对耳屏、轮屏切迹→脑干→至轮 4 向外上方，提拉全耳垂而松开手指，像双凤展翅	可以治疗神经衰弱、头痛、头晕、头昏、耳鸣、目眩、牙痛、颈肩背痛，并有调节内分泌、调整情绪、美容、利五官、预防感冒等作用，当耳垂有炎症或严重冻疮时，暂不用此法
通耳明目法，即鸣天鼓法	1. 双手掌对掌摩擦发热后，双手劳宫穴对准双耳孔，拇指放在枕部，食指放在天柱穴，中指放在风池穴，无名指放在完骨穴，小指放在翳风穴 2. 双手掌压紧耳郭，其余四指边按摩体穴，边上提枕部，松懈枕部、肌肉、肌腱、韧带、牵拉颈椎椎间隙，使其放松 3. 边按摩枕部穴位，边向上牵引时，边感觉颈椎椎体的排列、肌腱韧带肌肉的紧张度。如发现异常，双手指予以轻按压至放松	此法用于感冒过敏、鼻塞耳堵、耳鸣、听力下降、头晕目眩症

名称	操作	作用
	4.转颈放松法，如颈椎痛、听力下降、视力减退、后头痛、肩背肌肉紧张、四肢麻木时做转颈放松法。方法：双手固定头部，先使颈头部向一侧顺时针旋转3～5次，逆时针旋转3～5次，使头颈部全部放松做通耳法	
	5.双手压紧耳郭使双手掌压全耳郭即刻松开双手，此时如果双耳有堵塞时可听到"啪"一声，耳膜已被恢复正常功能部位，此通耳法可连做3～5次，直到松开双手无压力感，无"啪"声时为止	

（2）耳穴按摩法：耳穴按摩法分为耳穴穴位按摩法和耳穴分区按摩法，在家庭保健中耳穴穴位按摩法相对较为困难，本章就不再做介绍。在本章节中仅对耳穴分区按摩法进行介绍。

耳穴分区按摩法：耳郭弯曲不平，有解剖分区，每个解剖部位有相对应之机体脏腑、组织器官病证。常见区按摩法如下，见表5-2。

表5-2　耳穴分区按摩法操作与作用

名称	操作	作用
耳屏按摩法	用两手食指指腹在耳屏外侧面及内侧面，以上下顺序揉按各20次	防治感冒、鼻炎、咽喉炎、咳喘、心慌、头痛、头晕等病证
对耳屏按摩法	两手拇指、食指指腹提捏对耳屏，顺其走行方向由前下方向外上来回按摩，当拇指指腹从对耳屏前下方向外上方按摩，食指从对耳屏内侧面，从外上方向前方按摩，按摩10～20次	可治疗头痛、头晕、头胀、失眠、心慌、心绞痛等，以调节大脑皮层兴奋和抑制功能、脏腑功能及心血管收缩功能，起到健脑、强身作用

名称	操作	作用
三角窝按摩法	两手食指指尖，在三角窝按揉数次	防治妇科疾病、肾虚阳痿、列腺炎，有降压、疏肝、镇静、止痛、利眠作用
耳甲艇按摩法	两手食指尖或中指尖，在耳甲艇区从内向外，再由外向内按摩	防治胃肠病、腹胀、便秘、腹泻、腹痛、脐周痛、肝胆区疼痛，并有利尿消肿、促进消化吸收功能的作用
耳甲腔按摩法	两手食指指尖，在耳甲腔点、按、揉	防治胸痛、咳喘、心悸等

综上，耳穴按摩法一般无禁忌，可作为日常自我保健方法。也可作为压丸法、耳灸法等治疗的前奏治疗。

2. 耳穴压丸法

在耳穴表面贴敷圆形小颗粒状物体刺激耳穴的一种简易的疗法，此法既能持续刺激穴位，又安全无毒无不良反应，目前广泛应用于临床。压丸法所选的材料，如王不留行籽、油菜籽、小米、白芥子、磁珠及砭石等。目前临床使用耳穴贴多为成品，见图 5-6、图 5-7。

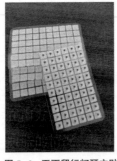 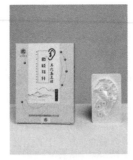

图 5-6 王不留行籽耳穴贴　　　图 5-7 砭石耳穴贴

【操作步骤】

①按摩耳郭，使耳郭充血，经络气血循环旺盛，增强疗效。

简易外治法

②75% 酒精棉球清洁并消毒单侧耳郭，然后用消毒干棉球擦干。

③一手固定耳郭，另一手用干净镊子撕下耳穴贴，对准选定耳穴将其贴敷在耳穴表面，并予以适当按压，可根据患者体质及疾病虚实选取适宜的刺激强度。

强刺激按压法：垂直按压耳穴上耳穴贴丸，至患者出现沉、重、胀、痛感。每穴按压 1 分钟左右，如有必要，每穴重复操作 2～3 遍，每天 5 次（晨起，早、中、晚餐前，睡前 1 小时各 1 次）。多用于青壮年或体质较为强壮者。

弱刺激按压法：一压一松交替的垂直按压耳穴上耳穴贴药丸，感到酸胀、轻微刺痛为度，每次压 5 秒，停 3 秒。每次每穴按压 1 分钟左右，每天 5 次（晨起，早、中、晚餐前，睡前 1 小时各 1 次）。多用于久病体虚、年老体弱及小儿等。

【疗程】每贴压 1 次可保留 3～7 天，初起病或是以疼痛为主的病症可保留 2～3 天再更换耳穴贴，病情好转或巩固治疗期间可保留 3～5 天再行更换，贴压期间每日按压至少 5 次（晨起，早、中、晚餐前，睡前 1 小时各 1 次）。

3. 耳灸法

耳灸法是利用温热作用刺激耳郭，用以防治疾病的一种方法。在唐代《备急千金要方》上有艾灸耳后阳维穴治风聋耳鸣的记载。历代文献中对灸法在治疗中的意义，有过充分的肯定。《灵松·官能》云："针所不为，灸之所宜。"《备急千金要方》云："针而不灸、灸而不针，皆非良医。"李延《医学入门》云："凡药之不及，针之不到，必须灸之。"陈延立《小品方》云，"夫针须师乃行，其灸凡人便施。"提出灸法可辅助针刺之不足，耳灸具有耳穴刺激和灸法的双重作用，可以促进耳部气血运行，起到温通经络、提振全身阳气、提高机体免疫力的作用。多用于虚证、寒证、痛证等。

家庭可用的耳灸法主要为艾条灸和耳灸器灸：

（1）艾条灸：将细艾条的一端点燃，右手持艾条将燃着的一端对准选好的耳穴施灸，灸火距施灸耳穴皮肤约 1～2cm，以局部有温热感为度，每次每穴灸 3～5 分钟，每次灸 1～3 穴。

（2）耳灸仪灸：耳灸仪形似耳机，由耳机框架与两侧灸疗装置组成，其中灸疗装置由底座、灸筒、灸帽三部分组成。使用时将艾炷固定于灸筒中的金属架上点燃，待确认艾炷充分燃烧后，将灸帽逆时针拧到底，直至把点燃的艾炷缩进灸筒，并通过旋转灸疗装置底座调节底部进气孔，调节灸疗温度，然后将整个灸疗装置固定在耳机框架上。患者如同戴耳机一样将其戴在耳朵上进行施灸，体位不受限制，工作时，散步时、休闲娱乐时均可佩戴。见图 5-8、图 5-9。

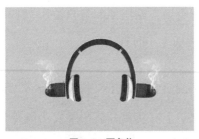 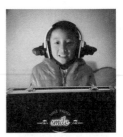

图 5-8　耳灸仪　　　　　图 5-9　耳灸仪佩戴

4. 耳穴刮痧法

耳穴刮痧法是刮痧法在耳郭上的应用。操作时先在耳郭上涂以润滑剂（如红花油，山茶油，或者食用香油等），左手托住耳廓，右手取特制耳穴刮板（如图 5-10、图 5-11），与皮肤呈 45°倾斜压紧耳郭皮肤，由下而上，由内而外顺序刮拭整个耳郭，用力适中、均匀。在与疾病相对应的重要相关的耳穴点上重点刮，每穴刮拭 25 次左右。刮拭后的耳郭一般会充血潮红，在某些局部会紫红色小瘀斑或瘀点出现，说明与该处对应的身体相应部位的病情相对明显，约 3 ~ 7 天后刮处无痛时可实施第 2 次刮痧。随着病情好转，刮痧后耳郭出现紫红色小瘀斑或瘀点会越来越少甚至完全不出现。

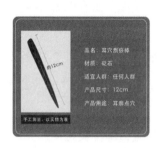 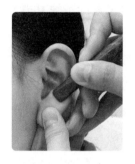

图 5-10　砭石耳穴刮痧板　　图 5-11　耳穴刮痧板操作示范

上述耳穴刺激方法可单独应用；也可综合使用，即根据患者的具体情况酌情选择 2 ~ 4 种方法进行应用，一般临床治疗顺序为按摩法→刮痧法→耳灸法→耳穴压丸法。

六、注意事项

1. 耳郭冻伤、破溃或炎症期，过度疲劳或身体极度虚弱的人不宜使用；耳部皮肤对胶贴过敏者慎用，有习惯性流产的孕妇禁用。

2. 严格消毒，预防感染。局部红肿可用皮肤消毒液，每日 2 ~ 3 次，防止引起软骨膜炎。

3. 压贴期间局部酸、麻、胀、热、痛等感觉或循经络放射传导为"得气"表现。每天按压 3 ~ 5 次，每次每穴按压 1 ~ 2

分钟，以提高疗效，按压时压力不可过大，勿揉搓，潮湿掉落后及时更新胶布固定。密切观察局部皮肤情况。

4. 对胶布轻微过敏可以缩短贴压时间并压肾上腺、风溪穴，或改用耳穴按摩法。

5. 每侧耳郭每次可选穴 5～8 穴，留籽时间根据季节气候而定。夏季可留 1～3 天，春秋 2～4 天，冬季可留 5～7 天。

6. 留置期间应密切观察有无不适。如有明显不适可随时取下。

7. 耳灸选穴每次 2～3 个为宜、不宜过多，每次灸 5～10 分钟或以红为度，时间不宜过长，时常用玻璃片或薄瓷砖将耳与头发分开，以免不慎燃着头发。

8. 一般耳灸均以红斑量适中为宜，即耳灸之皮肤充血发红，稍有灼痛，未起疱。若烧灼处起泡或皮肤呈黑色常以紫草油或烫伤膏涂抹。注意不要烫伤皮肤，以免继发感染引起耳软骨膜炎。小水疱可任其自然吸收，水疱较大时请到医院处理。

9. 左右耳交替更换进行耳灸和敷贴压丸，不宜单耳反复；精神紧张不能配合者，严重心、肾病者及孕妇慎用耳灸。

第六章

中药浴疗法

一、什么是中药浴

中药浴疗法是中医外治法中的一种疗法，是指用中药药液或含有中药药液的水洗浴全身或局部，或利用药液煮沸后产生的蒸汽对局部或全身进行熏蒸以达到治疗目的和保健作用的一种治疗方法。洗浴全身即为泡澡，洗浴局部则可分为足浴、坐浴、熏洗、浴头等。

中药浴疗法的历史源远流长，在萌芽时期主要是古人在一些庄严的祭祀前用的一种习俗，即采取一种或几种芳香的植物（如佩兰、白芷等）煎汤来沐浴身体，以使周身缭绕芬芳，如屈原的《云中君》里记述的"浴兰汤兮沐芳"指出巫在祭祀月神前用香汤沐浴，以示对月神的敬畏之心，这便是早期的药浴的表现形式。药浴不仅洁净身体，植物的清香还可令人神清气爽，有利于身心健康。随着使用的频率越来越多，人们逐渐发现了香汤的一些治疗作用。《五十二病方》中记载有用雷丸水浴治疗婴儿疼痛，以韭和酒煮沸之热气熏蒸治疗外伤疾病等。《礼记》载有"头有疮则沐，身有疡则浴"即是用药物煎汤来洗头、洗浴身体以达到治疗皮肤疾病的作用。《伤寒杂病论》在前人的基础上发展出了坐浴、浸足、熏洗等多种方法。随着中医的不断发展，药浴疗法的种类不断增多，治疗范围也逐渐扩大，至清朝《理瀹骈文》所述"凡病多从外入，故医有外治法，经文内取、外取并列，未尝教人专用内治法"。说明病邪大多从外而入，故治疗也需从外而治，治疗原则以"在上宜嚏，中用填，下用坐"。外治法的治疗范围涉及内科、外科、妇科、儿科、皮肤科、五官科等科目，种类包括淋洗、擦洗、沐、浴、浸、渍、浇、坐、熨、敷、熏、点等。

二、中药浴有什么作用

中药浴疗法具有疏通经络、活血化瘀、祛风散寒、清热利湿、疏肝解郁、宁心安神、调整阴阳、协调脏腑、通行气血、濡养全身等作用。

1. 药浴的温热刺激可增强局部血液循环，且中药浴多加芳香走窜及活血化瘀的药物，以达到芳香化湿、疏通经络、行气活血止痛等作用，对风湿关节病、头痛、头晕等有一定的治疗作用。

2. 中药浴疗法是根据中医基础理论的指导，以辨证施治为原则选配处方来治疗疾病的，可有调节脏腑阴阳平衡、调节气血等作用，对更年期综合征、失眠、痴呆等有一定的治疗作用。

3. 中药浴可有疏肝解郁、宁心安神助眠等作用，可舒缓全身肌肉，消除疲劳，放松身体，愉悦心情，有助于调节精神及睡眠，对焦虑、抑郁、失眠等有一定的治疗作用。

4. 中药浴可调畅气机，促进胃肠蠕动、健脾助消化、增强胃动力、促进排便通畅，可有效治疗消化性溃疡、肠易激综合征等胃肠疾病。

5. 中药浴具有美容养颜作用。药浴时药物离子通过皮肤渗透，被皮肤吸收利用，能使皮肤看上去更加细腻光滑。药浴时再配合面部的轻柔按摩，能促进面部的血液循环，有助美容，且能帮助抚平皱纹。

6. 中药浴的温热及药力刺激，在药浴过程中使身体血管扩张，血液循环加快，加速新陈代谢，可促进机体排毒。

三、中药浴为什么可以有这些作用

1. 药浴可利用皮肤的渗透、吸收、排泄等功能来达到治病保健的作用。在药浴的过程中，通过水与药的共同作用，药物通过皮肤黏膜吸收，直接作用于肌表、肌肉、关节等，通过药浴水温的刺激，可使局部血管扩张、改善微循环、改善周围组织营养、改善其代谢、并恢复其功能，从而达到治疗局部疾病的作用；并且通过局部皮肤对药液的渗透吸收，药力进入血液循环，可达到调节全身阴阳气血及脏腑功能的作用。

2. 药浴具有刺激人体腧穴、疏通全身经络气血的作用。中医学认为，人体自有一套纵横交错而网络全身的经络系统，将人体的组织器官，四肢百骸联络成一个整体，并通过经络中所运行的经气的活动调节全身气血、协调阴阳，使机体各部的功能保持相对平衡稳定。药液的温热力使皮肤温度升高，腧穴孔窍扩张，药物通过扩张的腧穴孔窍吸收，随经络循行全身、通行内外，使药物直达病所而发挥作用。其中，足浴法的药力在足部腧穴吸收后，顺着足底的经络向上流散全身，达到治疗疾病的作用。

3. 现代研究发现，在药浴过程中，皮肤下的神经末梢及感受器被药液刺激后，能够反射性调节神经、从而提高机体的抗病和修复能力，同时在角质层的水合作用下，药浴增强了药物活性和渗透扩散作用并促进药物进入血液循环，因此刺激人体某些免疫球蛋白增多并向病位聚集，加速新陈代谢，从而增强机体免疫力，达到内外同治的治疗效果。

四、我们可以学会的中药浴操作法

（一）药浴材料

有疏通经络、活血化瘀的艾叶、桑枝、红花、丹参类；有疏肝解郁、宁心安神的柴胡、薄荷、酸枣仁、石菖蒲类；有芳香醒脾、和胃化湿的佩兰、藿香、木香、丁香类。药浴材料都是一些简单的、常见的中药，可自行到药店进行购买，若是觉得药物太多不方便使用或存放，可将配好的药物打成散剂，使用时用纱布包煎。

（二）药浴种类

目前常用的药浴主要有全身浴和局部浴等。

1. 全身药浴

借助药液的温热之力及药物本身的药力，使周身腠理疏通、毛孔舒张，起到发汗祛风除湿、温经散寒、疏通经络、调整脏腑阴阳、调和气血等作用。

【操作方法】

①将中药用纱布包紧放入煎药罐或不锈钢锅里，加入合适的水量，水量至少要淹没中药2～3cm，先浸泡30分钟左右，然后开大火将药煮沸，再调成小火煮20分钟左右。未用纱布包煎者也可在煎煮后倾倒药液的时候用纱布或白色购物袋或破旧白色衣物等过滤一下药液，以免倒入药渣影响药浴的舒适度。

②将药液倒入清洁干净或消毒后的浴盆或浴缸中，若觉药

液量少者也可加入适量温水，待水温适宜即可药浴。洗浴前，先试试水温，让机体适应温度，再慢慢进入浴缸，水温要适中，不能过热，也不能过冷，药浴的水位以不觉胸部憋闷为宜。

③可备些开水在旁边，若药浴过程中觉得水温降低了，可立即加入开水调节水温。

【注意事项】

①药浴房间应保持通风良好，温度适宜，浴室温度不宜低于20℃。通风的同时，避免身体直接受风。药浴后应立即擦干身体，穿好衣物。

②药浴时或出浴后，若是觉得口渴者，应及时饮用温水以补充水分。药浴后不能快速站立起来，应从浴盆中缓慢起身，以免因直立性低血压而造成一过性的眩晕或摔倒。

2. 局部药浴

借助药力和热力直接作用于局部皮肤，以达舒缓局部皮肤腠理、清热解毒、祛风除湿、杀虫止痒、活血行气、祛腐生肌、通络止痛等作用。

（1）足浴：药物的煎煮方法同全身浴。将煎好的药液倒入洁净或消毒的足盆或桶中，待水温合适即可浴足。若用足盆，应使药液淹没足踝，因接触面积小，需要的水量少，故可不用加水而仅用药液也足够浸泡足部，可在浸泡的同时用手或杯子盛水从膝关节往下淋浴，或用毛巾放入药液中浸湿后，边浸泡边擦拭以增强疗效。若用桶者，即可在药液中加入适量的热水，可浸泡至膝关节之下的位置以增加药液的接触面积，浸泡过程中可用药液浸湿毛巾后，热敷膝关节以增强疗效。

（2）头浴：药物的煎煮方法同全身浴。将煎好的药液倒入洁净或消毒的脸盆中，加入一定的热水，待水温合适即可沐发、洗头，先用药液浸湿发尖，逐渐往上浸湿发根及头皮部，然后用十指的指腹轻柔按摩头皮或用木制梳子轻梳头皮以增加局部血液循环，促进药效的吸收；或将毛巾用药液浸湿后包裹头部，温度降低则及时更换热毛巾；或将头部固定在药罐口处，利用药液蒸汽熏蒸头部。药浴前应用一般的洗发剂将头发清洗干净。浴头过程中要避免吹风受凉。

五、药浴的注意事项

1. 饱腹或空腹的时候不宜药浴。即餐前或餐后半小时之内不能进行药浴，餐前胃肠空虚，人体处于饥饿状态，药浴时出汗容易引起低血糖，引起机体虚脱而昏倒。餐后胃肠饱满，需要足够的血液量来加强胃肠的血液循环以帮助消化，若此时药浴则使全身体表血管受温热刺激而扩张，胃肠等内脏的血液因此被分散到体表而减少，从而会引起胃酸的分泌减少，使消化功能减弱，不利于食物的消化吸收，甚至会引起恶心、呕吐。

2. 药浴时间不能太长，一般在 20 ～ 30 分钟之间，或以微微汗出为宜。

3. 水温不能过高，以 40℃左右或自己耐受为宜。儿童及糖尿病患者要严格监测水温，避免烫伤。

4. 儿童、老人药浴应在家属陪护下进行，洗浴时间不宜过长。

5. 药浴后不能受寒、避免吹风、不食寒凉之物，可多喝温水补充水分。

6. 孕妇及月经期避免药浴，产后宜选用足浴。

7. 皮肤表面有创口或皮肤过敏发作期禁用。

8. 有心脑血管疾病者（如冠心病、心功能不全、严重高血

简易外治法

压等）、高热大汗者、有出血倾向疾患等不宜使用。

9.若药浴过程出现心慌，头晕、恶心、大汗出等则应立即停止药浴，并饮用一杯糖水，卧床休息，若休息后仍无明显缓解者应立即到医院检查治疗。

10.药浴时避免药液进入眼耳口鼻，以防不适。

11.药浴后可以不用清洗身上的药液。

温馨提示：在药浴的过程中，还可以配合其他疗法（如按摩）以达到想要的疗效，如轻柔按摩脸部可以有美容、瘦脸的功效；按摩眼睛周围可以保护视力。若是觉得药浴时间过长而无聊，则可配合着听听轻音乐，有助于全身放松、舒缓心情。

下 篇

神志病的简易外治法

第一章

失眠

一、什么是失眠

　　失眠是以频繁而持续的入睡困难或睡眠维持困难并导致睡眠满意度不足为特征的睡眠障碍。睡眠问题如果不及时解决的话，往往会导致精神状态不佳，免疫力下降，甚则引起焦虑、抑郁等精神疾患。

二、西医学对失眠的认识

　　现有研究发现，失眠同个体因素和多种环境因素密切相关，失眠的发生发展受到遗传、内分泌及交感神经兴奋等多种因素影响。遗传学研究显示慢性失眠患者具有一定的家族聚集高发的倾向，但目前尚未发现与失眠相关的异常基因。失眠患者通常伴有下丘脑 – 垂体 – 肾上腺轴的功能失调，具体表现为促肾上腺激素和皮质醇的分泌增加从而影响睡眠。此外，交感神经兴奋可引起自主神经功能紊乱，从而导致失眠的发生。

　　根据发病时间的长短，可将失眠分为两类。

1. 慢性失眠障碍

　　每周 3 次及 3 次以上且持续 3 个月及 3 个月以上的入睡困

难或睡眠维持困难，比期望的起床时间更早醒来，在适当的时间不肯上床睡觉，难以在没有父母或照顾者的干预下入睡，日间出现疲劳、缺乏精力、注意力、专注力或记忆力下降等功能损害的睡眠障碍。

2. 短期失眠障碍

症状与慢性失眠障碍相同，但每周 3 次及 3 次以上且持续 3 个月及 3 个月以下的睡眠障碍。需要注意的是，在日常生活中，因一时性情志不遂、生活环境改变，或因饮用浓茶、咖啡和服用药物等引起的一过性失眠不属病态，也不需任何治疗，可通过身体自然调节而复常。对于老年人而言，虽少寐早醒，而无明显痛苦，这属生理现象，一般不必过度担忧。

三、中医学对失眠的认识

失眠，中医学病名是不寐，因饮食不节、情志失常、劳倦、思虑过度及病后、年迈体虚等因素，导致心神不安、神不守舍。平时饮食不规律，过饥或过饱会导致脾胃功能受损，可能会导致不得安寐；平时情绪失调，或突然受到惊吓，或愤怒伤肝，忧思伤脾，喜笑无度则伤心，最终可能导致心神不安而不寐；日常生活中，长时间躺着不运动生活过于安逸，或太过劳累都会导致脾气虚弱，导致气血生化不足而不能养心，也可能会出现夜间不能安寐的情况；大病、久病或年老体虚导致气血不足，不能安养心神也可能会出现不寐；此外平素属于阴虚体质，比如容易上火等，再加上房劳过度，肾阴耗伤，导致肾精不足，不能与心神相交而可能出现不寐的情况。

综上，不寐的病位主要在心，与肝、脾、肾密切相关。病机的关键为阳盛阴衰，阴阳失交，中医在治疗不寐时，主要以调整脏腑阴阳为基本治法。

四、中医学中失眠的分型

中医根据本病的病机可分为肝火扰心、痰热扰心、心脾两虚、心肾不交、心胆气虚五型。

1. 肝火扰心型

平时性格急躁，容易发火，失眠多梦，甚至彻夜不眠，可伴有头昏头胀、眼睛发红、耳鸣，口干口苦，吃不下东西，便秘，小便颜色黄，舌尖红，舌苔黄。

2. 痰热扰心型

失眠，心烦，胸闷，腹胀，可伴有恶心想吐、打嗝，头重眼花，舌头色偏红，舌苔黄腻。

3. 心脾两虚型

多有不易入睡，梦多，睡后容易醒，心慌健忘，时感疲惫但吃不下东西，可伴有头晕眼花，头面、皮肤没有光泽，四肢疲倦无力，腹胀，大便稀溏，舌淡红，舌苔薄。

4. 心肾不交型

入睡困难，失眠梦多，心烦，心慌，伴有头晕耳鸣，腰膝酸软，可伴有发热，热势如潮水般定时涨落，常于午后和夜间出现，睡时汗出，醒则汗止，胸中烦闷、手足心发热而喜阴凉处，咽干，男子出现遗精，女子月经不调，舌红，舌苔少。

5. 心胆气虚型

心烦失眠，心慌，平时胆小容易受到惊吓，惊恐不安，心绪不宁，可伴有气短，醒时经常汗出，活动后汗出更多，常感疲倦乏力，舌淡。

五、自我调护做起来

（一）推拿法

推拿调理失眠以补虚泻实、调和脏腑阴阳平衡为原则，具有安神定志的作用。推拿调理失眠主要分为他人帮助推拿调理和自我按摩调理。

1. 他人帮助推拿调理

【推拿部位及取穴】

（1）失眠推拿部位主要在头面及颈项部、躯干部和上肢进行手法操作。

（2）取穴以大椎、风池、风府、桥弓、翳风、缺盆、印堂、睛明、迎香、水沟、承浆、角孙、脑空、肩井、囟门、大椎、命门等为主。

【手法】

常用拿法、推法、分法、扫散法、理法、拔伸法、劈法、点法、运法。

【操作方法】

头面及颈项部操作：①抹督脉调阴阳：自头顶由上而下至大椎穴抹督脉。②拿法：从前发际头顶部至枕部用五指拿法，拿揉双侧风池和风府穴加强调和阴阳的作用。五指分开，自枕部至项部，虎口对枕部，拇指外展，四指并拢，重复3～5次拿头部五经。③推桥弓穴：先推一侧桥弓穴（由耳后翳风至缺盆），自上而下直线15～20次，再推另一侧桥弓穴。④面部分推法：自额部至下颌用分推法向两侧操作，即分推印堂、分推眉棱、分推睛明、分推迎香、分推水沟、分推承浆，反复3～5次。⑤扫散法：先在一侧头部胆经循行区域即角孙穴，用拇指偏峰由前向后，操作 10 余次，后再转为食、中、无名指和小指指端在枕后膀胱经即脑空穴，由上而下操作 10 余次，然后治疗另一侧。

躯干部操作：①平推前胸部：操作者一手扶患者肩背，手掌平推，沿锁骨下缘做左右直线往返平推，由上而下慢慢边推边移动至十二肋，再向上移动，反复 3 ～ 5 次。②平推肩、背、腰：一手扶患者肩前，另一手掌平推，沿两肩井、大椎做左右直线平推，慢慢由上向下移动，平推到腰骶部，反复 3 ～ 5 次。③交换操作方向后再重复上述两法。④平推两胁肋：操作者立于后侧，两手掌平推患者两侧胁肋，由腋后向前平推，自上而下慢慢移动，反复 3 ～ 5 次。

上肢部操作：先操作一侧上肢，完成后，再操作另一上肢。①平推三阴三阳：操作者手握患者腕部，另一手平推三阴，即由腕向上作直线往返平推 15 ～ 20 次，再换手平推三阳，即手背阳面。②拿上肢：自肩部三角肌上臂、前臂至腕部，分别提拿。③拿肩部：操作者一手提患者手腕，使上肢外展 45°，另一手拿胸大肌，即拇指紧贴腋下其余四指端相对用力慢慢滑动，再换另一手指拿背阔肌。④运上肢：医者两手握患者腕部，手臂直伸提起由前向后大幅度运转 3 ～ 5 次，再由后向前运转。⑤理手指：医者以食中两指夹住患者手指拉动，分别对拇指、食指、中指、无名指、小指施术，随后再用拇指螺纹理拔手背。⑥劈四缝：操作者一手握患者腕部，使上肢伸直提起，手指外展，另一手掌挺直，用小指侧面分别劈指缝，令患者握拳用掌根击掌指关节 3 次。⑦搓、抖上肢，重复头面部操作，掌根击囟门，拳面击大椎、命门，结束治疗。

【辨证加减】

肝火扰心型：按揉风池、肝俞、胆俞、太冲、行间，双手搓两胁。

痰热扰心型：重拿脑空穴，胸闷者平推前胸两肋，按揉膻中、璇玑、中府、云门，头重者加重扫散法刺激。

心脾两虚型：头部五指拿法配合拿脑空、按揉缺盆穴，平推脾胃区，背部平推配合按揉心俞。

心肾不交型：头部五指拿法、按揉内关、神门、太溪、三阴交，平推手三阴经，背部平推配合按揉心俞、肾俞、厥阴俞。

心胆气虚型：头部五指拿法，按揉神门、足临泣，背部平推配合按揉心俞、胆俞。

2. 失眠自我按摩调理

【常规操作】

（1）浴面：先将两手掌相摩擦令发热，然后摩擦面部50～100次，从水沟、口角、前额眉、目、鼻、颧、发际至耳后如浴面、洗头之状。

（2）掐揉三阴交：掐揉三阴交1～2分钟，使局部有酸胀感为宜。

（3）推小腿内外侧：两手拇指与四指分开，大拇指放在膝下胫骨内侧上端的凹陷处（阴陵泉），其余四指放在小腿外侧腓骨小头前下缘（阳陵泉），做对称用力、自上而下推至三阴交和绝骨穴以下为止，反复操作30～50次。

（4）擦腰：将两手掌放在腰肌两侧，从上向下擦至骶部，反复操作至局部有透热感。

（5）掐揉神门穴：用两手拇指指端交替掐揉对侧的神门穴各1分钟。

（6）旋摩全腹：仰卧位，将两手掌分别置于上下腹部，然后两手交替做顺时针环形摩动2～3分钟。

（7）按揉百会穴：用拇指或中指峰在百会穴上进行按揉1分钟；然后两拇指按揉风池穴1分钟；最后用屈曲的食指外侧在眉棱、前额分抹8～12次。

【随症加减】

白天昏沉、精神疲乏、健忘，加：①叩头1分钟。②梳头1分钟：双手五指指端从前往后作梳头状；然后再用单手五指指端从前往后拿头部5～8次。

嗳腐恶心、口臭纳呆，加：①横擦上腹部1分钟。②按揉足三里、中脘等穴各2～3分钟。

口干咽燥、五心潮热、颧红，加：①按揉三阴交、太溪穴各2～3分钟。②点按腰阳关1分钟。③按揉喉旁、颊车等穴各1分钟。

腰酸体倦者，加：①按揉肾俞、腰阳关、中极、关元、三阴交等穴各1分钟。②擦八髎：用手自上而下擦八髎穴，以局部透热为度。③擦涌泉：先以拇指按揉涌泉穴1分钟，再用掌擦涌泉，使其局部发热为度。

（二）艾灸法

【选穴】

主穴：百会、内关、神门、三阴交。

配穴：肝火扰心：加太冲；痰热扰心：加丰隆、内庭；心脾两虚：加心俞、脾俞、足三里；心肾不交：加在中脘、关元、天枢、涌泉；心胆气虚：加胆俞、阳陵泉。

【操作方法】

百会、内关、神门、三阴交均采用温和灸补法，可用直径约 1.8cm 的细艾条温和灸 20～30 分钟；太冲、丰隆、内庭、涌泉、阳陵泉采用温和灸泻法，用直径约 3.6cm 的粗艾条（或 2 根细艾条并在一起）温和灸 10～15 分钟；心俞、脾俞、胆俞在背部，可用温灸盒进行施灸，也可用温和灸补法；如果没有时间按照治疗方案整体施灸，也可仅选内关、三阴交穴采用新型简易温灸筒施灸。每 1～2 日 1 次，10 次为 1 疗程。

【注意事项】

在施灸时亦要注意感受温度，避免烫伤。灸后可能会感觉有口渴、轻微发热或便秘等现象，通常这些感觉会逐渐自行消失，但如果症状持续，可增加两次施灸之间的间隔时间或缩短施灸时间，患者可根据自己的情况进行灵活调整。

（三）拔罐法

【选穴】

主穴：心俞、肝俞、脾俞、肾俞、中脘、关元、天枢、三阴交、内关。

配穴：

肝火扰心：加太冲、阳陵泉。

痰热扰心：加丰隆。

心脾两虚：加足三里、阴陵泉。

心肾不交：加涌泉。

心胆气虚：加胆俞。

【操作方法】

首先让患者俯卧，暴露背部，在脊柱两侧的膀胱经进行走罐至皮肤潮红，然后在 2～3 对所选背俞穴处（如心俞、肝俞、脾俞、肾俞、胆俞）吸拔留罐 5～15 分钟。其次，让患者仰卧，在腹部任脉和带脉进行走罐至皮肤潮红，在中脘、关元及双侧天枢穴留罐 5 ～ 15 分钟。四肢部穴位（三阴交、内关、足三里、丰隆、阳陵泉、阴陵泉、太冲、涌泉）用闪罐法至皮肤潮红。每周 2 次。（具体走罐、留罐、闪罐操作方法参看上篇第三章）

【注意事项】

走罐时要用力均匀、平稳、缓慢的滑动，力度以患者能够耐受为度，拔罐后注意避风；出现罐斑后当天不要洗澡；禁食生冷、油腻、刺激性食物，防止影响脾胃运化，使邪气不能排出。其他注意事项参照上篇第三章。

（四）刮痧疗法

【选穴】

主经、主穴：膀胱经和督脉、任脉、心包经；三阴交、内关。

配经、配穴：

肝火扰心：肝经、胆经；行间、太冲、阳陵泉。

痰热扰心：脾经、胃经；丰隆。

心脾两虚：脾经、胃经；足三里、阴陵泉。

心肾不交：肾经；涌泉。

心胆气虚：肝经、胆经；阳陵泉。

【操作方法】

首先让患者俯卧，由上向下刮拭疏通背部膀胱经第一侧线及督脉；然后患者取仰卧位刮任脉和心包经，任脉从上脘穴向下刮至中脘穴、下脘穴，从气海穴向下刮至关元穴、中极穴（任脉），中间绕开肚脐；最后对患者所属证型的配经配穴进行刮拭。心包经、肝经、胆经、脾经、胃经、肾经均只刮肘膝关节以下部分，在上述所选穴位上进行重点刮拭或点压、按揉。

（具体操作方法和要求可参见上篇第四章）

【注意事项】

刮痧时，每个部位刮 20 ～ 30 次，见皮肤毛孔张开皮肤发热为度，不必强求皮肤出现紫红色痧。其他注意事项参照上篇第四章。

（五）耳穴疗法

【选穴】

主穴：心、脾、枕、神门、皮质下，见图 7-1。

辨证配穴：

肝火扰心：平时容易急躁易怒加肝穴并进行强刺激按压法；如出现头昏头胀可加皮质下；若出现耳鸣可加内耳；伴有便秘等可加大肠；胃口差、食欲减退可加胃。

痰热扰心：平时容易心烦胸闷加胸穴进行强刺激按压法；如出现腹胀，或伴有恶心想吐、打嗝可加交感；头重眼花可加脑干。

心脾两虚：平时睡后容易醒、心慌健忘者可以加皮质下；如出现时感疲惫但吃不下东西加肾上腺；如伴有四肢疲倦无力、腹胀、大便稀溏可加胃、大肠、腹。

心肾不交：平时容易心烦，心慌加胸穴，联用心穴进行弱刺激按压法；如伴有头晕耳鸣加皮质下、内耳；若出现腰膝酸软加肾；如伴有发热，热势如潮水般定时涨落，常于午后和夜间出现，睡时汗出，醒则汗止加交感；男子出现遗精，女子月经不调可加内生殖器，如女性有痛经可加盆腔。

心胆气虚：平时容易心慌可对心穴进行弱刺激按压法，平时胆小容易受到惊吓，惊恐不安可加交感及胆；如伴有气短，醒时经常汗出，活动后汗出更多可加皮质下。

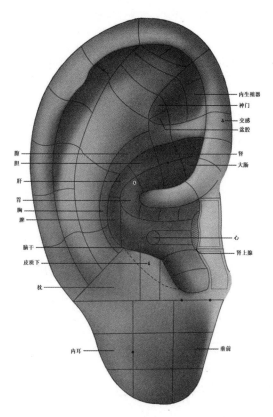

内生殖器
神门
交感
盆腔
肾
大肠
心
肾上腺

胸胆
肝
胃
胸
脾
脑干
皮质下
枕
内耳
垂前

◎ 图 7-1　失眠耳穴选穴

【操作方法】

（1）按摩法：首次操作前按摩耳郭，至耳郭发热，具体详见上篇相应部分。

（2）耳穴压丸法：每次选主穴加配穴 5 ～ 8 穴将耳穴贴贴敷于耳穴上，并适当按压，有发热、胀痛感为宜。每天可按压5 次（晨起，早、中、晚餐前，睡前 1 小时各 1 次），根据自身情况 3 ～ 5 天更换 1 次。孕妇按压宜轻，习惯性流产者慎用。

①强刺激按压法：垂直按压耳穴上的耳穴贴药丸，至患者出现沉、重、胀、痛感。每穴按压 1 分钟左右，如有必要，每

穴重复操作 2～3 遍，每天 5 次。适用于本病辨证为肝火扰心、痰热扰心的患者。

②弱刺激按压法：一压一松交替的垂直按压耳穴上耳穴贴药丸，感到酸胀、轻微刺痛为度，每次压 5 秒，停 3 秒。每次每穴按压 1 分钟左右，每天 5 次。适用于本病辨证为心胆气虚、心肾不交、心脾两虚的患者。

（3）耳灸法：心脾两虚、心胆气虚、心肾不交者可在按摩后予耳部艾灸，根据症状选择主穴及辨证取穴中选 2～3 个穴位，每个穴位 3～4 分钟，每次施灸 5～10 分钟或至自觉耳朵发热发红为度，同时注意施灸距离避免烫伤。

（4）耳穴刮痧法：参照上篇第五章相应内容进行操作。涂抹润滑介质后，先由下而上，由内而外顺序刮拭整个耳郭，用力宜均匀适中，使耳郭充血发热，然后根据患者实际情况选取主穴和辨证配穴进行重点刮拭，每穴刮拭 25 次左右。

【注意事项】

（1）耳穴压丸法的强、弱刺激方法建议以患者身体可接受的具体情况而定，如因刺激过强影响睡眠，则可以适度减少刺激，或必要时于夜间睡前适度放松或撕去刺激过于强烈的穴位贴。

（2）重症失眠患者耳穴压豆治疗可作为日常及发病时的常规治疗。

（3）其余注意事项详见上篇第五章。

（六）药浴

【常用药物】

酸枣仁 30g，首乌藤 30g，丹参 30g，石菖蒲 20g，合欢皮 30g。

【辨证加减】

肝火扰心型：加龙胆 10g，栀子 15g。

痰热扰心型：加陈皮 20g，竹茹 20g。

心脾两虚型：加党参 20g，酸枣仁 20g。

心肾不交型：加黄连 15g，肉桂 5g。

心胆气虚型：加茯苓 20g。

【药浴方法】

全身浴或足浴皆可，晚上睡觉之前使用可提高疗效，全身浴每周 1 ～ 2 次，足浴可每天或隔天 1 次，7 次为 1 个疗程，每次 20 ～ 30 分钟，或泡至微微汗出即可，不可出现大汗淋漓的情况，以免汗出过多，耗伤气血。全身浴时间不可过长，以免引起神经过度兴奋，反而不利于睡眠。在药浴的过程中，可配合足部涌泉穴、三阴交穴按揉以增强安神助眠的功效。

【注意事项】

详见上篇第六章。

六、生活小贴士

1. 失眠患者应积极进行心理情志调整，正确认识失眠，尽量以放松、顺其自然的心态对待睡眠，反而能较好入睡。

2. 适当的体育锻炼，可以促进身心健康，加快进入睡眠。

3. 养成良好的睡眠习惯，晚餐要清淡，不宜过饱，更忌浓茶、咖啡和吸烟。

4. 营造良好的睡眠环境，注意睡眠环境的安静，睡前避免听太过刺激性的音乐，卧室光线柔和，减少噪音，可听轻音乐。

第二章

抑郁

一、什么是抑郁

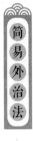

随着经济快速发展，社会节奏加快，目前不论是在校学生还是社会人士，出现焦虑和抑郁症状并不少见。抑郁症的发病率在全世界都呈上升趋势，抑郁严重困扰患者的生活和工作，给家庭和社会带来沉重的负担。

抑郁情绪本身是人类正常的情感反应。但是过度的抑郁状态就会形成疾病，影响人的日常生活和工作。病理性抑郁以长时间明显的心情低落、精神状态低落且活动减少，且心境低落与现处处境不相称，临床表现可以从闷闷不乐到悲痛欲绝，甚至发生木僵（即动作和语言较前明显减少，严重时不言不语；时常呆坐、呆立或卧床不动，甚至不吃不喝等症状）；常伴焦虑症状；严重者可出现幻觉、妄想等精神病性症状。

抑郁和焦虑症状在临床多见共病，且近期许多研究表明焦虑、抑郁常同时存在，并已将焦虑症状作为抑郁障碍的特征之一。另外还有一种焦虑抑郁并见，并伴有情绪障碍的疾病称为焦虑抑郁状态（即焦虑性抑郁症），其治疗结束后更容易因焦虑而复发。

二、西医学对抑郁的认识

病理性抑郁的病因及发病机制尚不清楚，可能涉及生物、心理与环境等因素。抑郁障碍的病因中生物学因素主要包括遗传、神经内分泌等方面；抑郁气质是发生抑郁障碍的心理学特质；成年期遭遇重大生活事件也可能是触发抑郁障碍的因素。经研究发现，性别、年龄、社会环境、社会经济地位、人格特质、躯体因素（如甲状腺疾病等）是发生抑郁障碍的危险因素。以上所提及的因素并非单一发挥作用，多数情况下多个因素同时对抑郁的发生有十分重要的影响。

抑郁障碍在 DSM–Ⅴ中做了分型，其中较常见的几种包括重型抑郁、持续抑郁障碍、经前期紧张障碍（与月经周期明显有关），以下为抑郁的常见症状：

注意：如果只是在短时间内出现单一的症状，请不要担心，只有当连续几周之内以下症状中，同时满足 5 个及以上症状才意味着您有抑郁障碍的可能。只有正规培训的医生才能作抑郁障碍的诊断。

A. 心情悲伤低落：大部分抑郁症患者表现为比以往的时间里更忧伤、低落。可能是自己主观觉得长时间感到悲伤、空虚，对事物或生活等感到无望。也可能是在他人观察发现您多次流泪等。儿童青少年更容易表现为特别容易情绪失控，做出不受控制的行为等。

B. 丧失兴趣或愉悦感：抑郁症患者容易对曾经喜欢的事情或行为丧失兴趣，或是失去愉悦感。比如若您曾经热爱聊天，当您抑郁时，您可能不再想与亲戚朋友谈天说话，听以往喜欢的音乐时可能也觉得索然无味，当然您也可能出现性冷淡的情况。

C.思维减慢、停滞：抑郁症患者神经反应速度也会普遍变慢，精神不振。您可能出现有脑子变慢变迟钝的感觉，他人观察可能会有询问问题时，抑郁症患者需要较长时间才能给出答案的情况。

D.食欲改变或体重改变：在主观无节食意向，无消耗性疾病的情况下出现体重减轻或体重增加，或是出现几乎每天较以往相比的暴饮暴食或没有食欲。

E.内疚及自我批评：出现几乎每天都自我感觉糟糕，有无价值感，与实际的表现可能有不相称的情况，或出现频繁而过度的自我批评，对自己感到失望或生气。

F.自杀的想法或计划：对于外界世界的看法通常消极悲观。出现自杀的念头及频繁对死亡的想法，严重者甚至有自杀的特定计划或已实行过自杀的举动。

（注意：当您出现自杀的冲动或频繁的自杀念头，请您及时寻求专业医生的干预，您的生命很宝贵。）

G.睡眠改变：几乎每天都出现入睡困难或容易惊醒，或出现嗜睡困倦。

H.注意力改变：出现每天都存在注意力难以集中，或容易表现为较以往更优柔寡断，难以做决定。

I.精神不振：您可能自觉非常的疲惫，以往简单可以做到的事情现在感觉有点困难或感受到压力，他人观察可能发现您看起来疲惫或行动变得迟缓。

本病常与双相情感障碍鉴别。双相情感障碍又叫作双相障碍，它的特点是既有抑郁发作又有躁狂发作。其中抑郁发作症状为典型抑郁症状，如情绪低落、思维迟缓等（参考抑郁障碍诊断标准）。躁狂发作为患者常常感觉一段时间内情绪高涨、精力充沛、注意力分散、轻率、容易夸大或性欲亢进、或花钱较常明显增多等表现。双相障碍中抑郁发作和躁狂发作常见交替出现。未出现过躁狂发作的长期抑郁不能诊断双相障碍，同理未出现过抑郁发作的躁狂不能诊断双相障碍。

三、中医学对抑郁的认识

中医学中没有"抑郁"这一病名，但其症状与发病特点古代书籍中多有提及。《金匮要略》《内经》中将其归为"百合病""脏躁""郁证"等范畴，是以心情抑郁低落、情绪不稳定、胸闷、前侧胸疼痛，或平时易怒易哭，或咽中如有异物梗塞等症为主要临床表现的一类病证。中医学多将此病病因归为长期恼怒愤懑、长期伏案思索等精神因素。

四、中医学中抑郁的分型

可以根据以下症状表现来判断自身的中医证型，并根据确定的证型跟随后面的自我调护方法做起来。

不同类型都可能出现的症状：心情低落抑郁、情绪稳定性差、时常自觉胸闷，或胸胁胀痛，或自觉咽喉部吞咽时有异物感等。

1. 肝气郁结

若在焦虑抑郁表现基础上出现经常叹气，自觉胸闷，叹气后胸闷的感觉有缓解，或时常有胸或胁肋部胀痛，痛处位置不固定，平时容易自觉腹胀，食欲减退或完全不想饮食，或出现呕吐，或女性出现月经周期后推、血块增多、痛经等月经不调的症状。

2. 气郁化火

若伴随出现前侧胸部或小腹胀疼，平时急躁易怒，或容易出现头晕胀疼，自觉口苦咽干，睡眠质量差或不能入睡、容易早醒等，女性常见乳房胀痛，月经周期前移或后推、血块增多，出现痛经等症状。

3. 心胆气虚

若伴随出现容易心慌，特别容易被惊吓，坐卧不安，睡眠质量不高，梦多，且特别容易惊醒等症状。

4. 心脾两虚

若伴随出现健忘、食欲减退、平时容易腹胀、大便稀黏、总觉得精力不够用，容易疲劳，或便血、女性出现月经量多等。

5. 脾肾阳虚

若伴随出现时心悸，常觉得腰酸软，平时容易出现怕冷、夜尿多、容易自觉疲劳，或时常大便稀等症状。

五、自我调护做起来

本病治疗以理气开郁、调畅气机为基本原则。焦虑抑郁虚实夹杂，多与中医心、肝、脾、肾相关。对于实证，首当理气开郁，并应根据是否兼有火郁、痰结、湿滞等而分别采用降火、祛痰、化湿等法。虚证则应根据伤及的脏腑及气血阴阳亏虚的不同情况而补之，或养心安神，或补益心脾，或滋养脾肾。对于虚实夹杂者，则又当视虚实的偏重而虚实兼顾。

1. 推拿法

推拿具有理气开郁、调畅气机的作用，可以通过推拿来调理抑郁患者。

【推拿部位及取穴】

（1）抑郁推拿主要在头面、颈项部、躯干部进行手法操作。

（2）选取风池、安眠、五脏俞、命门、中脘、章门、期门等穴位进行操作。

【手法】

抹法、揉法、按法、勾法、提捏法、擦法、振法等。

【操作步骤】

（1）头面及颈项部操作：①分抹前额：患者取仰卧位，操作者用双手掌大鱼际自患者前额正中分别向两侧施以抹法治疗，反复操作2～3分钟。②抹揉眼眶：操作者双手拇指指腹自患者双目眶内侧（目内眦）施以抹揉法治疗至目眶外侧（目外眦），先上后下，抹揉时使力量渗透入目，治疗后以患者双目微含眼泪为得气。③勾风池压安眠：操作者以中指指端由患者风池穴勾至安眠穴处并作按压3～5次。

（2）躯干部操作：①按揉背部：患者取俯卧位，操作者站于患者右侧，以左手掌根部于中间脊椎骨一侧肌肉开始，按顺序环转按揉，下至腰骶部，反复2～3次。再以拇指按揉五脏俞（肝俞、心俞、脾俞、肺俞、肾俞），每穴1～2分钟。②提捏督脉（后背正中线）、膀胱经（后背正中线旁开1.5寸和3寸）：操作者以单手或双手的拇指与食指相对，将患者棘突上皮肤用力提起，边移边提，从长强提至大椎，操作1～3遍；然后将患者脊柱旁边的一条形肌肉用力提起，边移边提，边提边拿，先自上而下（从颈部以下做到臀部以上），再自下面上（从臀部以上做到颈部以下）操作。上下反复操作两遍。③擦法：先用手掌擦命门区，然后用小鱼际直擦督脉，接着用手掌直擦背部两侧膀胱经。最后擦整个腰背部，以微热为度。④腹按中脘：患者仰卧位，助手站于患者右侧。助手轻按患者腹部中脘穴，嘱患者保持均匀呼吸，随患者呼气时逐渐下按，待患者腹部有搏动感后，维持按压两分钟，使患者双下肢出现酸、胀、麻的感觉。随后操作者逐渐随患者吸气抬手，以患者有双下肢放热感为宜。⑤振腹：操作者将右手置于患者腹部，掌中、掌跟及中指分别对准患者神阙穴、关元穴及任脉上，食指和无名指对准患者肾经，拇指和小指置于胃经，操作者指端、掌跟及掌心交替用力，使以神阙穴为中心的区域持续震颤。⑥擦胁肋：操作者用指按揉患者章门、期门各1分钟左右；用指摩法摩胁肋，约3分钟，以透热为度。

【辨证加减】

肝气郁结：用点法或按法在太冲、行间处操作，每穴约2分钟；搓胁肋1分钟左右。

气郁化火：宜疏肝泄热为主，按揉风池、肝俞、胆俞、太冲、行间，双手搓两胁，以透热为佳。

心胆气虚：指按揉神门、足临泣，背部平推配合按揉心俞、胆俞，双手搓两胁。

心脾两虚：若见多梦易醒、心悸健忘者，头部五指拿法配合拿脑空、按揉缺盆穴、平推脾胃区、背部平推配合按揉心俞。

脾肾阳虚：指按揉太溪、命门、天枢和足三里，每穴约2分钟，背部平推配合按揉脾俞、肾俞，双手搓两胁，以透热为佳。

2. 艾灸法

【选穴】

主穴：百会、神道、内关、神门、足三里。

配穴：

肝气郁结：加太冲、行间。

气郁化火：加太冲、行间、足临泣。

心胆气虚：加心俞、胆俞、足临泣。

心脾两虚：加神阙、中脘、心俞、脾俞、公孙。

脾肾阳虚：加中脘、神阙、脾俞、命门、肾俞、太溪。

【操作方法】

每次可根据辨证选主穴加 2 ～ 3 配穴进行施灸。百会、神道、内关、神门、足三里、公孙、太溪均采用温和灸补法，可用直径约 1.8cm 的细艾条温和灸 20 ～ 30 分钟；太冲、行间采用温和灸泻法，用直径约 3.6cm 的粗艾条（或 2 根细艾条并在一起）温和灸 10 ～ 15 分钟；中脘、神阙在腹部可用温灸盒进行施灸，也可用温和灸补法；心俞、脾俞、胆俞、命门、肾俞在背部，可用温灸盒进行施灸，心俞、脾俞、命门、肾俞用温和灸补法，胆俞用温和灸泻法；气郁化火口苦咽干较重时足临泣采用泻法；心胆气虚时足临泣用温和灸补法。如果没有时间按照治疗方案整体施灸，也可仅选百会、神道、内关、神门、足三里穴（每次 2 ～ 3 穴），采用新型简易温灸筒施灸。每 1 ～ 2 日 1 次，10 次为 1 疗程。

【注意事项】

在施灸时亦要注意感受温度，避免烫伤。灸后可能会感觉有口渴、轻微发热或便秘等现象，通常这些感觉会逐渐自行消失，但如果症状持续，可增加两次施灸之间的间隔时间或缩短施灸时间，患者可根据自己的情况进行灵活调整。

3. 拔罐法

【选穴】

主穴：大椎、至阳、命门、心俞、肝俞、脾俞、肾俞、三阴交、足三里、内关。

配穴：

肝气郁结：加阳陵泉、太冲。

气郁化火：加三阴交、太冲。

心脾两虚：加阴陵泉。

心胆气虚：加胆俞。

脾肾阳虚：加涌泉。

【操作方法】

首先让患者俯卧，暴露背部，在督脉及脊柱两侧的膀胱经进行走罐至皮肤潮红，然后在大椎穴及2～3对所选背俞穴处（如心俞、肝俞、脾俞、肾俞、胆俞）吸拔留罐5～15分钟。其次，让患者仰卧，在腹部任脉和带脉进行走罐至皮肤潮红；四肢部穴位（三阴交、内关、足三里、阳陵泉、阴陵泉、太冲、涌泉）用闪罐法至皮肤潮红。每周2次。（具体走罐、留罐、闪罐操作方法参看上篇第三章）

【注意事项】

走罐时要用力均匀、平稳、缓慢的滑动，力度以患者能够耐受为度，拔罐后注意避风；出现罐斑后当天不要洗澡；禁食生冷、油腻、刺激性食物，防止影响脾胃运化，使邪气不能排出。其他注意事项参照上篇第三章。

4.刮痧疗法

【选穴】

主经、主穴：膀胱经和督脉、任脉、心包经；三阴交、内关。

配经、配穴：

肝气郁结：肝经、胆经；太冲、阳陵泉。

气郁化火：肝经、胆经；行间。

心胆气虚：胆经。

心脾两虚：胃经、脾经。

脾肾阳虚：脾经、肾经。

【操作方法】

首先让患者俯卧，由上向下刮拭疏通背部膀胱经第一侧线及督脉；然后患者取仰卧位刮任脉和心包经，任脉从上脘穴向下刮至中脘穴、下脘穴，从气海穴向下刮至关元穴、中极穴（任脉），中间绕开肚脐；最后对患者所属证型的配经配穴进行刮拭。心包经、肝经、胆经、脾经、胃经、肾经均只刮肘膝关节以下部分，在上述所选穴位上进行重点刮拭或点压、按揉。（具体操作方法和要求可参见上篇第四章）

【注意事项】

刮痧时，每个部位刮20～30次，见皮肤毛孔张开皮肤发热为度，不必强求皮肤出现紫红色痧。其他注意事项参照上篇第四章。

5.耳穴疗法

【选穴】

主穴：心、神门、皮质下、肝，见图8-1。

辨证配穴：

肝气郁结：时常觉得胸闷可加胸，并强刺激按压；平时自觉腹胀，食欲减退等症状可加脾、胃。

肝郁化火：平时急躁易怒可对肝穴进行强刺激按压法；或出现自觉胸闷可以加胸、交感；经常打嗝可以加胃；如平时容易出现头晕胀疼可加脑干、枕；自觉口苦咽干可加胆、轮4；出现便秘，自觉胃里反酸可加三焦、胃、脾、大肠；女性常见乳房胀痛，月经周期提前或推后、血块增多，出现痛经等可加内生殖器、盆腔。

心胆气虚：容易心慌、惊恐加胆，睡眠质量差加脾。

心脾两虚：容易健忘加枕点，食欲减退加脾。

心肾不交：平时自觉腰膝酸软，夜尿多加肾、膀胱。

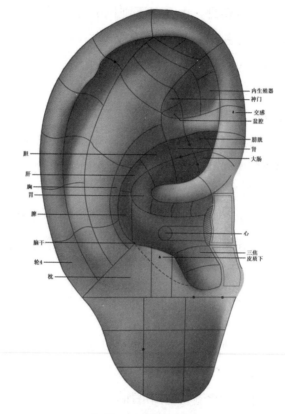

◎ 图 8-1　抑郁耳穴选穴

【操作方法】

（1）按摩法：首次操作前按摩耳郭，至耳郭发热，具体详见总论部分。

（2）耳穴压丸法：每次选主穴加配穴 5 ～ 8 穴，将耳穴贴贴敷于耳穴上，并适当按压，有发热、胀痛感。每天可按压 5

次（晨起，早、中、晚餐前，睡前1小时各1次），根据自身情况3～5天更换1次。孕妇按压宜轻，习惯性流产者慎用。

按压方法：

①强刺激按压法：垂直按压耳穴上耳穴贴药丸，至患者出现沉、重、胀、痛感。每穴按压1分钟左右，如有必要，每穴重复操作2～3遍，每天5次。适用于本病辨证为气郁化火、肝气郁结的患者。

②弱刺激按压法：一压一松交替地垂直按压耳穴上耳穴贴药丸，以患者感到酸胀、轻微刺痛为度，每次压5秒，停3秒。每次每穴按压1分钟左右，每天5次。适用于本病辨证为心胆气虚、心肾不交、心脾两虚的患者。

（3）耳灸法：心肾不交、心胆气虚、心脾两虚者可在按摩后予耳部艾灸，根据症状选择主穴及辨证取穴中选2～3个穴位，每个穴位3～4分钟，每次5～10分钟至自觉耳朵发热发红为度，同时注意施灸距离避免烫伤。

（4）耳穴刮痧法：参照上篇第五章相应内容进行操作。涂抹润滑介质后，先由下而上，由内而外顺序刮拭整个耳郭，用力宜均匀适中，使耳郭充血发热，然后根据患者实际情况选取主穴和辨证配穴进行重点刮拭，每穴刮拭25次左右。

【注意事项】

（1）耳穴压豆法的强、弱刺激方法建议以患者身体可接受的具体情况而定，本法适应于轻、中、重度抑郁日常调护项目。

（2）重症抑郁并自杀倾向患者，家属务必加强看护。

（3）其余注意事项详见上篇第五章。

6. 药浴

【基础方】

炒柴胡 20g，艾叶 50g，苍术 10g，薄荷 20g，郁金 30g，合欢皮 30g，百合 30g。

辨证加减：

肝气郁结和气郁化火：加玫瑰花 20g，栀子 15g。

心胆气虚：加茯苓 20g，远志 20g。

心脾两虚：加党参 20g，酸枣仁 20g。

脾肾阳虚：加干姜 10g，肉桂 10g。

【药浴方法】

全身浴或足浴皆可，全身浴每周 1～2 次，足浴可每天或隔天 1 次，7 次为 1 个疗程，每次 20～30 分钟，或泡至微微汗出即可，不可出现大汗淋漓的情况，以免汗出过多，耗伤气血。在药浴的过程中，可配合太冲穴、神门穴按揉，每穴各按揉 1～2 分钟，以增强疏肝解郁的疗效。

【注意事项】

详见上篇第六章。

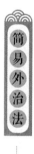

六、生活小贴士

1. 睡前减少玩手机频率及时间，培养良好的入睡习惯。

2. 适当增加运动时间及户外活动时间，适当增加晒太阳的时间及与自然接触的时间，也会给自己增加幸福感。

3. 可以尝试冥想，体会身心放松的状态，给你的心灵一个自我修复的机会。

4. 可以养一盆喜欢的植物或养一只喜欢的宠物，或空闲时间做自己喜欢的事情，寻找生活中的乐趣。

5. 培养自己的业余爱好，看书、登山、散步、绘画、戳羊毛毡，在工作学习之余给您的身体和心理都放个假。

6. 日常生活中尽量少吃太刺激的食物。

7. 如果难以忍受心理或身体上的痛苦，请及时告知家人朋友，并及时前往正规医院心理科或精神科诊治。

第三章

焦虑

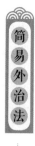

一、什么是焦虑

病理性焦虑通常表现为持续性的无明显原因超出正常范围的焦虑、担忧及害怕，伴有自主神经功能紊乱（如心悸、胸闷气短、头昏、睡眠差或失眠等）和运动性不安（如坐立不安、心神不定、注意力难以集中等）等症状。

病理性的焦虑目前研究中的病因及发病机制与抑郁相似，大致分为生物学因素及心理因素、认知因素。其中认知理论认为某些特定对象、场所的焦虑是由于认知错误因而引起身体不适的各类躯体症状。

二、西医学对焦虑的认识

所有人都体会过焦虑担心、紧张害怕、坐立不安的感觉。一般情况下，焦虑只是一种令人不舒服的情绪，但在过度情况下，焦虑会使人停滞，成为我们正常生活的阻碍。焦虑有很多不同的形式，大家可以根据以下描述自身对照。

根据《精神疾病诊断与统计手册第五版》（DSM-Ⅴ）中对焦虑抑郁的描述，以下把焦虑和抑郁分开阐述。焦虑障碍中较常见的几种分型为广泛性焦虑、社交恐惧（对于某些场合或对象产生自知不合理、不必要但无法自控的恐惧或出现回避，有时伴有焦虑）、广场恐惧（即恐惧人多拥挤的广场等公共场所，甚至扩展到不敢单独外出、不敢使用交通工具等）、分离焦虑障碍（当与生活中重要依恋对象分离或将要分离时出现的过分焦虑、紧张等）等，其中最常见的广泛性焦虑症的普遍症状如下。

A.超出正常范围的焦虑和担心。在至少6个月内的多数时间对大多数活动都表现出过分的焦虑和担心。例如经常担心自己的家庭、健康、事业等。

B.难以自己控制住这种担心的情绪。

C.下列6种症状中至少有3种出现：①出现坐立不安、不能静坐或激动紧张。如您在参加演讲、考试等需要在他人面前表现自己的活动时出现过度紧张或不知所措的情况。②注意力难以集中。③难以控制的情绪和反应。比如只是轻微的刺激或不愉快的情况，您出现剧烈的情感波动，比如平时极易生气、激动、大发雷霆等。④特别容易感觉疲倦。⑤睡眠障碍：表现为难以入睡或难以保持睡眠状态，易惊醒等，或是您睡眠过后仍觉得疲劳的质量不高的睡眠。⑥出现肌肉疼痛，头晕头痛等神经系统的症状。

D.与药物、毒品等无关，能够排除甲亢等基础性疾病。

E.这种焦虑、担心或躯体症状引起有临床意义的痛苦，或导致社交、职业或其他重要功能方面的损害。

三、中医学对焦虑的认识

焦虑在中医学中无相同病名，但根据其发病特点及临床症状可归为"脏躁""百合病""灯笼热"等，因情志刺激、思虑或劳累过度、先天禀赋不同等因素出现担忧、紧张、恐惧、胆怯、烦躁等。情志与五脏相应，脾与思虑相对应，心与喜悦相对应，肺与忧虑相对应，肾与悲伤相对应。在外界过度刺激所导致的不良环境及长期的情志过度变化，可导致七情对应的脏腑功能紊乱，从而出现焦虑的精神症状并伴随不同的躯体不适。

四、中医学中焦虑的分型

中医学根据本病的病因病机将焦虑分为肝郁化火、瘀血内阻、痰火扰心、心胆气虚、心脾两虚、心肾不交六型。

1. 肝郁化火

平时急躁易怒，或是胸闷，经常打嗝，或容易出现头晕胀疼，自觉口苦咽干，睡眠质量差或不能入睡、容易早醒等，或是出现便秘，自觉胃里反酸，女性常见乳房胀痛，月经周期提前或推后、血块增多，出现痛经等症状。

2. 瘀血内阻

难以入睡或是睡着了但是睡眠质量差，自觉心悸，可伴有偶尔头痛像针刺一般，舌头色较紫暗，或是有紫色斑点。

3. 痰火扰心

时常自觉惊恐不适，心烦意乱，注意力难以集中，口苦口干，可有睡眠容易无理由被惊醒，舌苔厚且偏黄。

4. 心胆气虚

容易心慌，特别容易被惊吓，坐卧不安，出现多疑，睡眠质量不高且梦多，容易出现惊醒等症状。

5. 心脾两虚

健忘、食欲减退、平时容易腹胀、大便稀黏、总觉得精力不够用，容易疲劳，或便血、女性出现月经量多等。

简易外治法

6. 心肾不交

情绪低落，自觉心悸，出现健忘，或是耳鸣，头晕，可有腰部自觉酸软不适，或是自觉手心足心发热，较身体其他部位温度更高，常觉得口干，平时容易出现牙龈肿痛、口腔溃疡、咽喉痛等。

五、自我调护做起来

1. 推拿法

推拿具有调气血、补心脾、养肝肾、滋阴降火、和胃安神的良好作用，可以通过推拿来对焦虑进行调护。

【推拿部位及取穴】

（1）焦虑推拿主要在头面部、躯干部和四肢部进行手法操作。

（2）取穴：以心俞、肝俞、胆俞、脾俞、胃俞、肾俞，期门、日月、中脘、气海、关元，风池、脑户、百会，头维、神庭、四神聪，印堂、太阳、鱼腰；手三里、内关；足三里、三阴交等穴为主。

【手法】

推法、拿法、扫散法、抹法、按揉法、点按法、掌揉法等。

【操作步骤】

（1）头面部操作：①点按头部穴位：患者采取坐位坐于床上，操作者立于头侧，采用拇指、食指或中指分别点头维、神庭、百会、四神聪等穴，每穴点按 1 分钟以镇静安神。②拿五经：从前发际头顶部至枕部用五指拿法，从头顶拿至枕部拿五经（正中督脉、双侧太阳经及少阳经），操作 3 ~ 5 次。③扫散法：操作者先在患者一侧头部胆经循行区域即角孙穴，用拇指偏峰由前向后,操作 10 余次,后再转为食、中、无名指和小指指端在患者枕后膀胱经即脑空穴,由上而下操作 10 余次,然后治疗另一侧。④分推前额:接上势,患者仰卧位,操作者坐于患者头侧,采用拇指指腹自患者前额正中(印堂至神庭)向两侧分推前额部 2 ~ 3 分钟。⑤抹揉眼眶:操作者双手拇指指腹自患者双眼眶内侧(目内眦)施以抹法、按揉法操作至眼眶外侧(目外眦)3 ~ 5 遍。⑥按揉面部穴位:操作者双手食指和中指顺时针方向按揉患者两侧太阳穴、鱼腰、头维,每穴 1 分钟,再用拇指点揉患者印堂穴 1 分钟,多指顺时针按揉颞部约 2 分钟。

(2)躯干部操作:①平推两胁肋:操作者立于患者后侧,两手掌平推两侧胁肋,由腋后向前平推,自上而下慢慢移动,反复 3 ~ 5 次。②分推腹阴阳、摩腹:接上势,操作者以双手拇指桡侧面置于患者中脘穴,由内向外分推至脐,再顺时针摩腹各两分钟。③点按腹部穴位:操作者采用食中指点按患者中脘、气海、关元、期门、日月等穴,每穴点按 1 分钟。④放松颈项部:接上势,患者俯卧位,操作者在患者的一侧站立,五指分开,自患者枕部至项部,虎口对枕部,拇指外展,四指并拢采用拇指拿揉颈项部 2 ~ 3 分钟。⑤点按颈项部穴位:采用拇指指端点按患者风池、风府穴,每穴点按 1 分钟。⑥推背部:接上势,采用手掌推自患者头侧向下沿脊柱正中(督脉)及双侧(背部膀胱经)各推 3 ~ 5 遍。⑦按揉背部:采用掌根部或拇指按揉患者背部 1 ~ 3 分钟,重点按揉心俞、肝俞、胆俞、脾俞、胃俞、肾俞等穴位以调节其各脏腑功能。

(3)四肢部操作:①平推三阴三阳:接上势,患者取仰卧位,操作者手握患者腕部,另一手平推三阴,即由腕向上做直线往返平推 15 ～ 20 次，再换手平推三阳，即手背阳面。②抱揉上肢：操作者采用双手掌夹持患者上肢自肩部至腕部抱揉操作 3 ～ 5 遍。③点按四肢穴位：依次点按上肢肩贞、手三里、内关、神门和下肢足三里、阳陵泉、三阴交等穴，每穴操作 1 分钟。

【辨证加减】

肝郁化火：在常规手法操作基础上，重点点按风池、太冲、行间、胆俞、肝俞等穴，每穴约 2 分钟；双手搓胁肋，以透热为佳。

痰火扰心：在常规手法操作基础上，重点点按内关、神门、气海，按揉丰隆约 1 分钟；双手搓两胁，以透热为佳。

气郁化火：宜疏肝泄热为主，按揉肝俞、太冲、行间，双手搓两胁，以透热为佳。

心胆气虚：在常规手法操作基础上，重点点按神门，按揉足临泣，平推配合按揉心俞、胆俞，双手搓两胁。

心脾两虚：在常规手法操作基础上，若见多梦易醒、心悸健忘者，头部五指拿法配合拿脑空、按揉缺盆穴，平推脾胃区，背部平推配合按揉心俞。

心肾不交：在常规手法操作基础上，重点指按揉心俞、三阴交、太溪、神门、内关，每穴约 2 分钟；全掌平推手、足三阴经各 3 ～ 5 遍。

2. 艾灸法

【选穴】

主穴：百会、神门、内关、三阴交

配穴：

肝郁化火：加肝俞、胆俞、太冲、行间。

痰火扰心：加丰隆、足临泣。

气郁化火：加肝俞、膻中、太冲、行间。

心胆气虚：加神门、心俞、胆俞、阳陵泉。

心脾两虚：加中脘、天枢、足三里、心俞、脾俞。

心肾不交：加心俞、肾俞、太溪、涌泉。

【操作方法】

每次可根据辨证选主穴加 2 ～ 3 配穴进行施灸。百会、神门、内关、三阴交、足三里、太溪均采用温和灸补法，用直径约 1.8cm 的细艾条温和灸 20 ～ 30 分钟；太冲、行间、丰隆、足临泣、膻中、涌泉采用温和灸泻法，用直径约 3.6cm 的粗艾条（或 2 根细艾条并在一起）温和灸 10 ～ 15 分钟；中脘、天枢在腹部可用温灸盒进行施灸，也可用温和灸补法；心俞、肝俞、脾俞、胆俞、肾俞在背部，可用温灸盒进行施灸。如果没有时间按照治疗方案整体施灸，也可仅选百会、内关、神门、三阴交穴采用新型简易温灸筒施灸。每 1 ～ 2 日 1 次，10 次为 1 疗程。

【注意事项】

百会施灸需注意避免烫到头发，在施灸时亦要注意感受温度，避免烫伤。灸后可能会感觉有口渴、轻微发热或便秘等现象，通常这些感觉会逐渐自行消失，但如果症状持续，可增加两次施灸之间的间隔时间或缩短施灸时间，患者可根据自己的情况进行灵活调整。

3. 拔罐法

【选穴】

主穴：心俞、肝俞、脾俞、肾俞、三焦俞、三阴交、足三里、内关。

配穴：

肝郁化火：加行间、阳陵泉。

痰火扰心：加丰隆、太冲。

心胆气虚：加胆俞。

心脾两虚：加足三里、阴陵泉。

心肾不交：加涌泉。

【操作方法】

首先让患者俯卧，暴露背部，在脊柱两侧的膀胱经进行走罐至皮肤潮红，然后在所选背俞穴（心俞、肝俞、脾俞、肾俞、胆俞、三焦俞）中选 2～3 对穴位吸拔留罐 5～15 分钟。其次，让患者仰卧，在腹部任脉和带脉进行走罐至皮肤潮红；四肢部穴位（三阴交、太冲、行间、内关、足三里、丰隆、阳陵泉、阴陵泉、涌泉）用闪罐法至皮肤潮红。每周 2 次。（具体走罐、留罐、闪罐操作方法参看上篇第三章）

【注意事项】

走罐时要用力均匀、平稳、缓慢的滑动，力度以患者能够耐受为度，拔罐后注意避风；出现罐斑后当天不要洗澡；禁食生冷、油腻、刺激性食物，防止影响脾胃运化，使邪气不能排出。其他注意事项参照上篇第三章。

4. 刮痧疗法

【选穴】

主经、主穴：膀胱经和督脉、任脉、心包经；三阴交、内关。

配经、配穴：

肝郁化火：肝经、胆经；行间、阳陵泉。

痰火扰心：脾经、心经；丰隆。

心胆气虚：心经、胆经；阳陵泉。

心脾两虚：心经、脾经；足三里。

心肾不交：心经、肾经；太冲、涌泉。

【操作方法】

首先让患者俯卧，由上向下刮拭疏通背部膀胱经第一侧线及督脉；然后患者取仰卧位刮任脉和心包经，任脉从上脘穴向下刮至中脘穴、下脘穴，从气海穴向下刮至关元穴、中极穴（任脉），中间绕开肚脐；最后对患者所属证型的配经配穴进行刮拭。心包经、心经、肝经、胆经、脾经、肾经均只刮肘膝关节以下部分，在上述所选穴位上进行重点刮拭或点压、按揉。（具体操作方法和要求可参见上篇第四章）

【注意事项】

刮痧时，每个部位刮 20～30 次，见皮肤毛孔张开皮肤发热为度，不必强求皮肤出现紫红色痧。其他注意事项参照上篇第四章。

5. 耳穴自我调护

【选穴】

主穴：心、脑干、交感、神门，见图 9-1。

配穴：

肝气郁结：女性月经出现周期延后，或是痛经等月经不调的症状可加用脾、内生殖器；胸闷、胸痛可加用皮质下、胸，胸痛重时在胸穴强刺激按压。

气郁化火：平时急躁易怒者在肝穴进行强刺激按压法；或容易出现头晕胀疼可加皮质下、脑干；女性常见乳房胀痛可加用胸；月经周期前移或后推、血块增多，出现痛经等症状加内生殖；若伴有便秘可加用大肠、三焦，不用交感穴。

心脾两虚：食欲不振、平时容易腹胀可加胃、脾；自觉心悸严重交感重用。

脾肾阳虚：容易自觉疲劳、怕冷、可加肾上腺穴，常觉得食欲差，出现腹泻大便次数多可加用脾、胃、大肠、小肠。夜尿多、月经不调的症状可加用肾。

心胆气虚：特别容易被惊吓加用胆；坐卧不安，睡眠质量不高，梦多，且特别容易惊醒等症状可加用垂前、额、颞。枕区使用强刺激按压法。

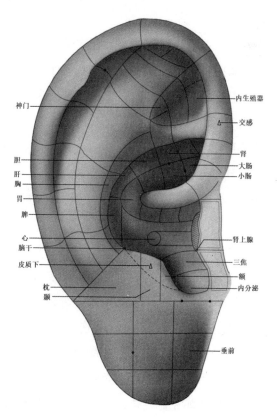

神门
胆
肝
胸
胃
脾
心
脑干
皮质下
枕
颞

内生殖器
交感
肾
大肠
小肠
肾上腺
三焦
额
内分泌
垂前

◎ 图9-1 焦虑耳穴选穴

【操作方法】

（1）按摩法：首次操作先进行耳郭按摩，具体见第五章相应部分。

（2）耳穴压丸法：气郁化火患者予以耳尖强刺激按压。其余证型直接进入下一步骤。每次可选主穴加配穴5～8穴，将耳穴贴贴敷于耳穴上，并适当按压，有发热、胀痛感。每天可按压数次，3～5天可更换1次。孕妇按压宜轻，习惯性流产者慎用。

按压方法：

强刺激按压法：垂直按压耳穴上耳穴贴药丸，至患者出现沉、重、胀、痛感。每穴按压1分钟左右，如有必要，每穴重复操作2～3遍，每天5次。适用于本病辨证为气郁化火、肝气郁结的患者。

弱刺激按压法：压－松交替的垂直按压耳穴上耳穴贴药丸，以患者感到酸胀、轻微刺痛为度，每次压5秒，停3秒。每次每穴按压1分钟左右，每天5次。适用于本病辨证为心胆气虚、脾肾阳虚、心脾两虚的患者。

（3）耳灸方法：心胆气虚、脾肾阳虚、心脾两虚者可在按摩后予耳部艾灸，根据症状选择主穴及辨证取穴中选2～3个穴位，每个穴位3～4分钟，每次5～10分钟至自觉耳朵发热发红为度，同时注意施灸距离，避免烫伤。

（4）耳穴刮痧法：参照上篇第五章相应内容进行操作。涂抹润滑介质后，先由下而上，由内而外顺序刮拭整个耳郭，用力宜均匀适中，使耳郭充血发热，然后根据患者实际情况选取主穴和辨证配穴进行重点刮拭，每穴刮拭25次左右。

【注意事项】

（1）耳穴压豆法的强、弱刺激方法建议以患者身体可接受的具体情况而定，伴睡眠障碍的患者易受疼痛影响，睡眠时适当减少穴位或减轻刺激量。

（2）其余注意事项详见上篇第五章。

6.药浴

【基础方】

炒柴胡 20g，薄荷 20g，郁金 30g，合欢皮 30g，百合 30g，石菖蒲 30g。

辨证加减：

肝郁化火：加栀子 15g，牡丹皮 15g。

痰火扰心：加竹茹 20g，佛手 20g。

心胆气虚：加茯苓 20g，远志 20g。

心脾两虚：加党参 20g，酸枣仁 20g。

心肾不交：加黄连 15g，肉桂 5g。

【药浴方法】

全身浴或足浴皆可，全身浴每周 1～2 次，足浴可每天或隔天 1 次，7 次为 1 个疗程，每次 20～30 分钟，或泡至微微汗出即可，不可出现大汗淋漓的情况，以免汗出过多，耗伤气血。在药浴的过程中，可配合太冲穴、神门穴按揉，每穴各按揉 1～2 分钟，以增强疏肝解郁的疗效。

【注意事项】

详见上篇第六章。

六、生活小贴士

1. 可以适当地进行有氧运动，如快走、慢跑、瑜伽等。

2. 在自觉紧张、焦虑时，可以练习腹式深呼吸：吸气3秒，再呼气3秒，然后循环1分钟，感受呼吸之间腹部的起伏，将注意力集中在呼吸上。

3. 可以适当进行想象，静坐时想象自己喜欢的事物或画面，或是你觉得舒适的某个情景，努力去感受它。

4. 如出现自我难以忍受的痛苦，请及时前往正规医院心理科或精神科就诊。

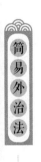

第四章

头痛

一、什么是头痛

头痛作为临床神经系统最常见的症状之一，是指眉弓以上至枕下部、颈上部范围内的疼痛，可作为独立的疾病或相关伴随症状的形式出现，具有影响人群广、病因复杂、不易根治等特点，给人们的生活和工作带来不利影响。目前头痛分类较为复杂，发病机制尚未明确，西医在防治手段上较为有限且副作用也较多。中医学在长期的实践摸索中总结、积累了丰富的经验，在头痛的个体化治疗及其预防上有着明显的优势。

二、西医学对头痛的认识

头痛是临床常见的症状，通常指局限于头颅上半部，包括眉弓、耳轮上缘和枕外隆突连线以上的疼痛。头痛大致可分为原发性头痛和继发性头痛两类。原发性头痛的病因目前尚不明确，常见的有偏头痛、紧张性头痛；继发性头痛由某些疾病诱发，病因可涉及各种颅内病变如脑血管疾病、颅内感染、颅脑外伤，全身性疾病，如发热、内环境紊乱及滥用精神活性药物等。对于继发性头痛，应尽快借助西医手段干预，控制病情，本章主要介绍常见的原发性头痛。

偏头痛为反复发作的中重度搏动样的慢性神经血管性头痛，多为偏侧，一般持续 4 ～ 72 小时，可伴有恶心、呕吐，声、光刺激或日常活动均可诱发或加重头痛，处于安静环境、休息可缓解；紧张型头痛是原发性头痛中最常见的类型，是指双侧枕部或全头压迫性头痛，常为持续性，很少伴有恶心、呕吐，部分也可表现为阵发性、搏动性头痛，情绪障碍或心理因素可加重头痛症状。

原发性头痛的病因病机均不十分明确，其临床诊断主要依据病史和辅助检查，病史包括患者的临床症状、发病形式、病程、疼痛部位、性质、发作与缓解因素及伴随症状等；辅助检查主要是 CT、MRI、PET 等影像学检查、经颅多普勒检查（TCD）、电生理检查及血液、脑脊液等实验室检查，主要是明确病因，排除其他原因所致的头痛。

目前原发性头痛西医治疗仅仅是对症止痛治疗，缓解症状，尚没有特效方法。急性期多选用曲普坦类、镇静药、麦角类，长期服用止痛药易导致成瘾性，还容易发生药物过量性头痛。预防发作性药物包括抗抑郁药、钙离子拮抗剂、β 受体阻滞剂及新型抗癫痫药物等。

三、中医学对头痛的认识

中医对于头痛的认识历史悠久，有关头痛的病名较多，在原发性头痛各分类相对应中，以偏头痛较为典型。偏头痛又称为头偏痛、偏头风、头半边痛、头角额痛等，病位为单侧和或伴有额角痛，疼痛程度较重，伴有畏光、恶心、呕吐的描述，这些和西医有关偏头痛的描述吻合。在病因上，中医学认为，

简
易
外
治
法

偏头痛的病因病机和风邪、痰湿、瘀血、情志不和、火邪等多种因素有关，多属少阳经及厥阴经病变。对于紧张型头痛，中医上有"头痛如裹""头顶痛重"的描述，这和紧张型头痛的压迫感、紧缩感表达的意思相近，而且头痛部位为双侧性，中医学认为其病因为感受湿邪所致。

中医学认为头痛病因病机复杂，症见多端，但不外乎外感和内伤两大类，多因风、寒、湿、痰、瘀及肝、肾、脾、胃等脏腑功能失调受损，复感外邪而诱使发病，清阳不升，浊阴不降，甚至气机逆乱，湿邪流注，痰浊内蕴，瘀血阻络，寒凝气滞，脑脉失养，气机不畅而发为头痛。

1. 外感六淫

风为六淫之首，"百病之长"。起居不慎，感受风、寒、湿、热之邪，常以风邪为主，夹杂他邪，侵袭于经络，上犯颠顶，清阳之气受阻，气血不畅，阻遏络道，引起脉络拘急或失养而致头痛。

2. 七情内伤

情志失调，忧郁恼怒，情志不遂，肝失条达，气郁化火，上扰清空而头痛。此外，情志不调，气机不疏，初病气分，延久及血，血凝成瘀，或肝气郁结，气滞血瘀，脑络闭阻不通而致头痛。

3. 饮食劳倦，久病体虚

脾胃为后天之本，气血生化之源。饮食不节，脾失健运，津液失布而生痰饮，痰湿内蕴，痰浊上扰，清窍不利，清阳被遏而发至头痛。脾胃虚弱，后天失养，气血生化无源而致气血两亏，或久病体虚，气血亏虚，脑脉失养而致头痛。

4. 先天不足，房事不节

肾为先天之本，肾主骨生髓，髓上通于脑。若先天禀赋不足，肾元亏虚，或房劳过度，使肾精亏损，肾虚不能生髓，脑髓亏虚，清窍失养则可出现头痛。此外，肾精亏虚，肝肾精血不足，易使虚风内动，上扰清窍，同样也会发生头痛。

四、中医学中头痛的分型

1. 外感头痛

主症：头痛伴随外感症状，有胀痛感，甚则感觉要裂开一样，或重痛，昏沉，不清醒，头像被裹住一样，颈部、肩背也可牵扯疼痛。兼次症：怕冷、怕风寒，口淡不渴。舌象：舌淡红，苔薄白。

2. 肝阳头痛

主症：头痛或胀痛、跳痛，多为头的两侧疼痛。兼次症：可伴有头晕、眼睛花，心烦、想发脾气，面红、眼睛红，口苦、两边胸胁疼痛，失眠、多梦等症状。舌象：舌红，舌面可有一层薄黄的舌苔，或没有。

3. 气血亏虚

主症：头痛隐隐的，疼痛时间不固定，时痛时止，劳累后可加重。兼次症：可伴有头晕，没有力气，容易疲惫，不想说话，自汗，面色发白等症状。舌象：舌淡红或淡胖，舌边有齿印，苔薄白。脉象：摸着脉感觉跳动的力量很弱。

4. 瘀血头痛

主症：头痛疼痛时较为剧烈，或有刺痛感，病程较长，一直没有好转，且痛处固定不移。兼次症：白天较轻微、晚上加重，头部有受过外伤的病史，或长期头痛的病史。舌象：舌偏暗红，或舌边尖有瘀斑、瘀点，或舌下紫暗的静脉较明显，苔薄白。

五、自我调护做起来

1. 推拿法

推拿调理头痛分为他人对偏头痛患者进行推拿调理和自我按摩调理。

（1）他人对头痛患者进行推拿调理

【推拿部位及取穴】

头痛推拿主要在头面项部、躯干部及上肢进行手法操作。

取穴：以印堂、神庭、攒竹、丝竹空、太阳、风池、风府、天柱、完骨、肩井、角孙、脑空、合谷、列缺和曲池等穴为主。

【手法】

抹法、揉法、拿法、推法、叩法。

【操作步骤】

头面及项部操作：①抹前额：操作者用两手食、中、无名三指指腹交替从患者印堂抹至神庭数次，用两手食指中节内侧沿眉弓从攒竹抹至丝竹空20次，再从太阳抹至率谷20次。②揉五阳穴：用拇指点揉法分别点揉患者颔厌、悬颅、悬厘、曲鬓、率谷，时间大约半分钟，点揉的力量应由轻至重，以局部有酸胀感为宜。③拿头部五经及颈肩：操作者从前发际头顶部至枕部用五指拿法，从患者头顶拿至枕部拿五经，而后改用三指拿法，沿患者膀胱经拿至大椎两侧，重点拿风池、风府、天柱、完骨、肩井，3～5次。④扫散法：操作者先在患者一侧头部胆经循行区域即角孙穴，用拇指偏峰由前向后，操作10余次，后再转为食、中、无名指和小指指端在患者枕后膀胱经即脑空穴，由上而下操作10余次，然后治疗另一侧。⑤叩头部：

操作者用手指尖自患者前额向后颈部叩打整个头部3次，以患者舒适为度。

躯干部操作：①平推前胸部：医者一手扶肩背，手掌平推，沿患者锁骨下缘做左右直线往返平推，由上而下慢慢边推边移动至十二肋，再向上移动，反复3～5次。②平推肩、背、腰：操作者一手扶患者肩前，另一手掌平推，沿患者两肩井、大椎做左右直线平推；慢慢由上向下移动，平推到腰骶部，反复3～5次。③交换操作方向后再重复上述两法。④揉项背部：操作者用拇指指腹用揉法在患者项背部治疗2～3分钟，按揉膀胱经、督脉腧穴，而后直擦患者背部两侧膀胱经，以透热为度。⑤平推两胁肋：医者立于后侧，两手掌平推患者两侧胁肋，由腋后向前平推，自上而下慢慢移动，反复3～5次。

上肢部操作：先操作一侧上肢，完成后，再操作另一上肢。①拿上肢：自患者肩部三角肌上臂、前臂至腕部，分别提拿。按揉合谷、列缺等穴1～2分钟。②揉臂部穴：操作者以一手拇指揉点患侧臂的太阳穴，同时以另一拇指揉点曲池穴，按摩时两手可交替揉或点，即一只手按压太阳，另一只手揉曲池。

【辨证加减】

外感头痛感受风寒者，在常规手法操作过程中加强对风池、风府、肩井、合谷等穴的刺激以疏风散寒，也可直擦背部督脉以升阳；兼鼻塞者加揉迎香以开窍。感受风热头痛者，在常规手法操作过程中加强对大椎、肺俞、风门、曲池等穴的刺激以疏风散热；兼咳嗽者加天突、太渊、尺泽，以清肺止咳；兼便秘者加顺时针摩腹，按揉天枢，以泄热通便。感受风湿头痛者，在常规手法操作过程中加强对百会、风池、头维、合谷、通天、三阳络、外关、曲池等穴的刺激以疏风祛湿。

肝阳上亢证：在常规手法操作基础上可加推桥弓，按揉肝俞、行间、阳陵泉、太冲，拿外关、合谷等穴以平肝潜阳。

气血亏虚证：在常规手法操作基础上加摩腹3分钟，按揉中脘、气海、关元、血海、足三里、三阴交等穴以养血调血；兼食欲不振者延长中脘按揉时间；兼心悸者加按揉心俞、膈俞以养血安神。

瘀血证：在常规手法操作基础上以一指禅推法作用于疼痛部位的周围，逐渐移向痛点即阿是穴，再从中间向四周按揉以活血化瘀，手法以轻柔为主；局部肿胀甚者加局部药敷。

风湿头痛：在常规手法操作基础上可加按揉大椎、风门、曲池，提捏印堂及颈部，拍击背部两侧膀胱经以祛风胜湿；头重如裹者，揉足三里、中脘，以运脾化湿。

（2）头痛自我按摩调理

【常规操作】

浴面：先将两手掌相摩擦令其发热，然后摩擦面部50～100次，从水沟、口角、前额眉、目、鼻、颧、发际至耳后如浴面、洗头之状。

梳头：两手的二、三、四指并拢，分三步进行。第一步从印堂开始，向上经上星、百会、风府，直至大椎；第二步从两太阳开始，经耳后，过风池，向下直至肩井；第三步从两太阳直下经过听会、颊车直至人迎，各个方向各推抹5～6遍；最后双手五指屈曲，用指端从前额发际梳至后颈部。

掐揉三阴交1～2分钟，使局部有酸胀感为宜。

擦腰：将两手掌放在腰肌两侧，从上向下擦至骶部，反复操作至局部有透热感。

掐揉列缺穴：用两拇指指峰交替掐揉对侧的列缺穴各1

分钟。

旋摩全腹：仰卧位，将两手掌分别置于上下腹部，然后两手交替做顺时针环形摩动 2～3 分钟。

按揉百会穴：用拇指或中指指峰在百会穴上进行按揉 1 分钟；然后两拇指按揉风池穴 1 分钟；最后用屈曲的食指桡侧在眉棱、前额分抹 8～12 次。

【随症加减】

项背拘急收紧感，恶风畏寒，遇风尤剧，加：①按揉风池、风府、肩井等穴各 2～3 分钟。②揉桥弓：两手四指并拢，由耳后翳风至缺盆，自上而下直线揉 15～20 次。

心烦易怒，夜寐不宁，口苦面红，或兼胁痛，加：①按揉角孙、太冲、行间等穴各 2～3 分钟。②推两胁肋：操作者立于患者后侧，两手掌平推患者两侧胁肋，由腋后向前平推，自上而下慢慢移动，反复 3～5 次。

胸脘满闷，纳呆呕恶，加：①按揉中脘、丰隆、天枢足三里等穴各 2～3 分钟。②摩腹 3 分钟。

痛如锥刺，或有头部外伤史，加：①按揉血海、局部阿是穴。②按膈。

纳食减少，神疲乏力，气短懒言，加：①叩头 1 分钟。②梳头 1 分钟；双手五指指端从前往后作梳头状；然后再单手五指指端从前往后拿头五经。

腰酸体倦、阳痿、早泄，加：①按揉肾俞、腰阳关、中极、关元、三阴交等穴各 1 分钟。②擦八髎：用手掌自上而下擦八髎穴，以局部透热为度。③擦涌泉：先以拇指按揉涌泉穴 1 分钟，再用掌擦涌泉，使其局部发热为度。

2. 艾灸法

【选穴】

主穴：百会、列缺、合谷。

配穴：

外感头痛：加风池、曲池、外关、大椎。

气血亏虚：加中脘、气海、足三里、三阴交、脾俞、肝俞。

肝阳上亢：加行间、三阴交、阳陵泉。

瘀血阻络：加膈俞、血海、头部阿是穴。

（注：阿是穴——天应穴、不定穴，局部有疼痛的穴位，无具体定位、无归经、无具体名称。此处所选阿是穴为头部疼痛明显局部某一点即可。）

【操作方法】

每次可根据辨证选主穴加 2～3 配穴进行施灸。百会、列缺、合谷、足三里、三阴交、血海均采用温和灸补法，用直径约 1.8cm 的细艾条温和灸 20～30 分钟；风池、大椎、外关、曲池、阳陵泉、行间采用温和灸泻法，用直径约 3.6cm 的粗艾条（或 2 根细艾条并在一起）温和灸 10～15 分钟；中脘、气海在腹部可用温灸盒进行施灸，也可用温和灸补法；膈俞、肝俞、脾俞在背部，可用温灸盒进行施灸。如果没有时间按照治疗方案整体施灸，也可仅选列缺、合谷穴采用新型简易温灸筒施灸。每 1～2 日 1 次，10 次为 1 疗程。

【注意事项】

百会、风池、头部阿是穴施灸需注意避免烫到头发，在施灸时亦要注意感受温度，避免烫伤。灸后可能会感觉有口渴、轻微发热或便秘等现象，通常这些感觉会逐渐自行消失，但如果症状持续，可增加两次施灸之间的间隔时间或缩短施灸时间，患者可根据自己的情况进行灵活调整。

3. 拔罐法

【选穴】

主穴：心俞、肝俞、脾俞、肾俞、大椎、三阴交。

配穴：

外感头痛：加曲池、外关。

气血亏虚：加中脘、气海、足三里。

肝阳上亢：加行间、阳陵泉。

瘀血阻络：加膈俞、血海。

【操作方法】

首先让患者俯卧，暴露背部，在脊柱两侧的膀胱经进行走罐至皮肤潮红，然后在所选背俞穴（心俞、肝俞、脾俞、肾俞、膈俞）中选 2～3 对穴位吸拔留罐 5～15 分钟。其次，让患者仰卧，在腹部任脉和带脉进行走罐至皮肤潮红，气血亏虚型可在中脘、气海留罐 5～15 分钟；四肢部穴位（曲池、外关、足三里、丰隆、阳陵泉、血海、行间）用闪罐法至皮肤潮红。每周 2 次。（具体留罐、走罐、闪罐操作方法参看上篇第三章）

【注意事项】

走罐时要用力均匀、平稳、缓慢的滑动，力度以患者能够耐受为度，拔罐后注意避风；出现罐斑后当天不要洗澡；禁食生冷、油腻、刺激性食物，防止影响脾胃运化，使邪气不能排出。其他注意事项参照上篇第三章。

4. 刮痧疗法

【选穴】

主经、主穴：膀胱经、三焦经和胆经以及阿是穴。

配经、配穴：

外感头痛：合谷、外关、列缺。

肝阳上亢：肝经、肾经；太冲、阳陵泉、足临泣。

气血亏虚：脾经、胃经；足三里、三阴交。

瘀血：阿是穴、膈俞、血海。

【操作方法】

患者取坐位，从头顶部的印堂穴刮至百会穴，再向头后部至颈椎方向刮拭，再从头前侧太阳穴附近开始，环绕耳部刮拭，至头侧后部乳突再向风池方向刮拭，完成左侧后再进行右侧的操作，直至刮拭完全头部。然后让患者俯卧，由上向下刮拭疏通背部膀胱经第一侧线及督脉；最后对患者所属证型的配经配穴进行刮拭。三焦经、肝经、胆经、脾经、胃经、肾经均只刮肘膝关节以下部分，在上述所选穴位上进行重点刮拭或点压、按揉。（具体操作方法和要求可参见上篇第四章）

【注意事项】

刮痧时，每个部位刮 20～30 次，见皮肤毛孔张开皮肤发热为度，不必强求皮肤出现紫红色痧。其他注意事项参照上篇第四章。

5. 耳穴疗法

【选穴】

主穴：角窝上、交感、皮质下、枕、脑干、神门，见图 10-1。

外感头痛：项背紧收感，恶风怕寒冷加肺，颈部、肩部牵扯疼痛加颈、肩部强刺激手法。

肝阳上亢证：心烦易怒，夜晚上睡眠不佳，不易入睡、睡后易醒，口苦面红，伴胁肋部疼痛加肝、肾行强刺激手法。

气血亏虚证：胃口不佳，不想进食，神疲乏力，自觉气短不愿意多说话可加脾、胃，弱刺激疗法。

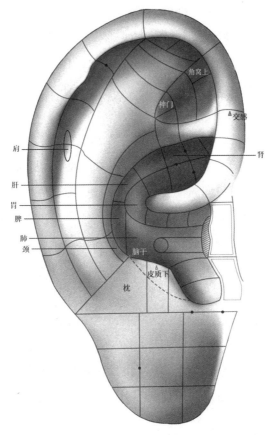

◎ 图 10-1　头痛耳穴选穴

【操作方法】

（1）按摩法：首次操作先进行耳郭按摩，具体见上篇第五章相应部分。

（2）耳穴压丸法：每次选主穴加配穴 5 ～ 8 穴，将耳穴贴贴敷于耳穴上，并适当按压，有发热、胀痛感。每天可按压数次，3 ～ 5 天可更换 1 次。孕妇及习惯性流产者慎用。

（3）耳灸法：气血亏虚、风寒者可在按摩后予耳部艾灸，根据症状选择主穴及辨证取穴中选 2 ～ 3 个穴位，每个穴位

简易外治法

3～4分钟，每次5～10分钟或以自觉耳朵发热、发红为度，同时注意施灸距离避免烫伤。

（4）耳穴刮痧法：参照上篇第五章相应内容进行操作。涂抹润滑介质后，先由下而上，由内而外顺序刮拭整个耳郭，用力宜均匀适中，使耳郭充血发热，然后根据患者实际情况选取主穴和辨证配穴进行重点刮拭，每穴刮拭25次左右。

【注意事项】

（1）耳穴压丸法的强、弱刺激方法建议以患者身体可接受的具体情况而定，偏头痛发作明显可根据患者情况适当使用。

（2）其余注意事项详见上篇第五章。

6. 药浴

【基础方】

川芎20g，荆芥10g，防风10g，白芷20g，薄荷15g，红花15g，羌活10g，苍术10g，艾叶50g。

辨证加减：

外感头痛：加葱白15g，蔓荆子15g，藁本20g，秦艽15g。

肝阳上亢证：加菊花15g，牛膝30g。

气血亏虚证：加黄芪30g，当归15g，熟地黄30g，杜仲20g。

瘀血证：加桃仁20g，益母草20g。

【药浴方法】

全身浴或头浴或足浴皆可，全身浴和头浴每周1～2次，足浴可每天或隔天一次，7次为一个疗程，每次20～30分钟，或泡至微微汗出即可，不可出现大汗淋漓的情况，以免汗出过多，耗伤气血。操作均需在温暖的房间进行，以免受风受凉加重头痛。在药浴的过程中可配合足部太冲穴、足临泣穴按揉，每穴各按揉 1 ~ 2 分钟，以增强理气止痛的疗效。

【注意事项】

详见上篇第六章。

六、生活小贴士

1. 对于头痛的判断，患者需排除颅脑外伤、颅内占位性病变等继发性头痛或西医检查无其他器质性病变，方可进行文章介绍的各种疗法。

2. 如果多次灸治无效或症状加重的情况，应考虑其他病变因素，需及时到医院诊治。

3. 推拿时切忌使用蛮力，以身体能够耐受为度，推拿过程中需全身放轻松。

4. 艾灸操作过程中需全神贯注，避免烫伤皮肤。艾灸完毕后，还在燃烧的艾条或艾炷需用水浇灭，切勿直接扔进垃圾桶，以免发生火灾。

5. 艾灸过程中由于热力刺激，艾灸后会感到口渴，这属于正常现象，可多喝温开水。艾灸后尽量不要用凉水洗手或洗澡，以免着凉，同时也会影响艾灸的治疗效果。

6. 耳穴疗法应注意耳部清洁，按压力度适度，耳穴贴及时更换，避免耳部皮肤破溃而造成感染。

7. 平日应注意调节情志，放松心情，防止情绪紧张、焦虑和精神疲劳等。

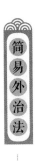

简易外治法

第五章

癫痫

一、什么是癫痫

癫痫是由脑部神经元"异常放电"引起，具有反复性和短暂性的特点，发作一般在 2 ～ 3 分钟以内，是最常见的神经系统疾病之一。可表现为发作性运动、感觉、自主神经、意识及精神障碍，轻者表现为梳头、刷牙或写字时突然间胳膊或手臂抖了一下、突然间愣神、上课总是走神、肌肉僵直或突然出现猝倒、肢体乏力等，或突然间出现脑子空白感、幻听、幻嗅、胃部不适、胸闷、行为异常等情况；重者突然口角、全身抽搐、口吐白沫、突然失去意识。癫痫是一种慢性病，好发于儿童及老年人群，症状易反复发作，给社会、家庭和个人均带来沉重负担，少数病例治疗比较困难，甚至迁延终身，但多数癫痫患者经过长期的、合理的正规治疗是可以临床痊愈或改善症状的。

二、西医学对癫痫的认识

西医认为癫痫是多种因素所致的脑电波变化，如感染、过度疲劳、孕产、饮酒或是停药不当等诱因，癫痫患者的年龄、性别、起病年龄、病程等情况与其共患病的种类、数量及严重

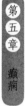

程度密切相关，同时癫痫也是一种慢性脑部疾病状态，在癫痫发作时表现的口角、全身抽搐，口吐白沫，突然失去意识等，在休止期如常人一般，但病程久者还可合并认知减退、行为异常、抑郁等脑部功能异常表现。

三、中医学对癫痫的认识

癫痫，中医学病名是痫证，多因七情失调、先天禀赋不足、脑部外伤、饮食起居失节或是患他病之后继发等因素导致脏腑失调，神机失控。

1. 情志失调

突受大惊大恐，气机逆乱，痰浊随气上逆，蒙闭心窍；或因肝肾阴亏，阴不敛阳，肝阳亢盛，化热生风，风火夹痰，上蒙清窍，神机失控，发为痫病。

2. 禀赋不足

痫病始于幼年者，与先天因素有密切关系，若妊娠母体突然惊恐，一则导致气机逆乱，脏腑功能失调；一则导致精伤而肾亏，所谓"恐则精却"，使母体精气耗伤，胎儿精气不足，出生后易发痫病。

3. 饮食不节

过食醇酒肥甘，损伤脾胃，脾失健运，聚湿生痰，痰浊内盛；或气郁化火，火邪炼津成痰，积痰内伏。一遇诱因，痰可能随气上逆，或随火上炎，或随风动，蒙蔽心神清窍，发为痫病。

4. 脑络瘀阻

由于跌仆撞击，或出生时难产，或是脑血管疾病发病后，脑络受伤，气血瘀阻，则络脉不和，肢体抽搐，遂发痫病。

四、中医学中癫痫的分型

1. 西医分类

根据癫痫发作的起始事件性质对癫痫发作类型分类。

（1）部分发作（无意识障碍）：癫痫起源灶相对局限。临床表现多种多样，有时仅为主观感受，如梳头、刷牙或写字时突然间胳膊或手臂抖了一下、突然间愣神等；有时症状则十分明显，如局部肢体抽动，头转向一侧，突然间出现脑子空白感、幻听、幻嗅等。

（2）全面性发作：①强直阵挛发作（大发作）：突发性意识丧失，伴随双侧肢体、躯干强直（强直期），随后全身肌肉抽动（阵挛期）。发作后嗜睡、昏睡、意识模糊。癫痫发作数小时前可出现意识模糊等其他前驱症状。②失神发作（小发作）：短暂性意识丧失、愣神，正在进行的活动突发凝滞，突发突止。③肌阵挛发作：快速的、轻微的单侧或双侧肌肉抽动。④失张力发作（猝倒发作）：肌肉张力突然丧失，突然倒地。

2. 中医分型

中医学根据本病的病因病机将癫痫分为发作期、休止期两个时期，其中发作期分阳痫、阴痫两个证型，休止期分肝火痰热、脾虚痰盛、肝肾阴虚、瘀阻脑络四个证型。

（1）发作期

1）阳痫型：多表现为发病时突然昏倒，不省人事，面色发红或是呈紫红色，口唇青紫，牙齿紧闭，两目上视呈翻白眼状，颈项背部肌肉痉挛不能放松，四肢抽搐，口吐白沫，或发怪叫，严重的出现大小便失禁，有人搬动时可醒来；病发前多有眩晕、头部胀痛、胸闷乏力等先兆症状；平素多容易情绪急躁，心烦失眠，口苦咽干，便秘尿黄等阳性症状；舌质红，苔白腻或黄腻，脉弦数或弦滑。

2）阴痫型：多表现为发病时突然昏倒，不省人事，面色晦暗呈青灰带黄色，手足发冷，双眼半开半闭，肢体拘急，或抽搐时作，口吐白沫，一般口不啼叫，或声音微小，醒后感全身疲倦乏力，或如常人；或仅表现为短暂的呆木无知，不闻不见，不动不语，数秒至数分钟即可恢复，恢复后对上述症状全然不知，多则一日数次或十数次发作；平素多见神疲乏力，恶心欲呕，胸闷咳痰，纳差，大便稀等阴性症状；舌质淡，苔白腻，脉多沉细或沉迟。

（2）休止期

1）肝火痰热型：平时急躁易怒，面红目赤，心烦失眠，口苦咽干，自觉咳痰不爽，大便干结，排便困难，小便黄；发作时突然昏倒，四肢抽搐，口吐白沫，或发出怪叫；舌红，苔黄腻，脉弦滑而数。

2）脾虚痰盛型：平素感神疲乏力，少气懒言，感胸部或胃脘部堵塞不舒、痞硬胀闷，纳差，小便色淡量多；发作时突然昏倒，四肢抽搐，面色晦暗，目光呆滞，四肢发冷，呈蜷卧位，口吐白沫，叫声低怯或无叫声；舌质淡，苔白腻，脉濡滑或弦细滑。

3）肝肾阴虚型：平素感头晕目眩，健忘失眠，腰膝酸软，精神不易集中，耳郭焦枯不泽，大便干燥；突然昏倒，不省人事症状频发，发作时面色晦暗；舌红，苔薄白或薄黄少津，脉沉细数。

4）瘀阻脑络型：平素头晕头痛，痛有定处，常伴单侧肢体抽搐，或一侧面部抽动，颜面口唇青紫；舌质暗红或有瘀斑，舌苔薄白，脉涩或弦。多继发于中风、颅脑外伤、产伤、颅内感染性疾患后。

五、自我调护

本病以调和阴阳为调护原则。癫痫属本虚标实，主要涉及心、肝、脾、肾四脏。自我调护以休止期涤痰息风、健脾化痰、补益肝肾、活血化瘀为主，应在患者休止进行操作，可作为癫痫的规范治疗的补充。

1. 推拿法

推拿调理主要用于癫痫休止期的患者，对发作期患者不建议进行推拿调护。推拿调理分为他人对癫痫患者进行推拿调理和自我按摩调理。

（1）他人对癫痫患者进行推拿调理

【推拿部位及取穴】

1）癫痫推拿主要在头颈部、躯干部和四肢部进行手法操作。

2）取穴：上星、风府、风池、玉枕、印堂、太阳、率谷、头维、神庭、百会、中脘、大椎、长强等穴。

【手法】

推法、叩法、拿揉法、点按法、擦法等。

【操作步骤】

1）头颈部操作：①分推头顶：患者坐位，操作者以双手拇指桡侧面置于前发际线正中部（上星穴），自患者头顶正中线（上星至风府连线上）向两侧鬓角、耳尖直上入发际处、耳后乳突区依次分推，由前至后，刺激大脑皮层体表投影区，约5分钟。②叩法：操作者双手十指指目轻轻叩击患者头部两侧颞部

1～3分钟。③拿揉法：操作者以拇指、食指二指拿揉患者风池、玉枕穴，每穴1～3分钟。④点按法：操作者以双手拇指或中指指腹依次点按患者印堂、太阳、率谷、头维、神庭、百会穴，每穴1分钟。

2）躯干部操作：①接上势，患者操作者掌心相对，置于患者腋下，自上而下行擦患者胁肋部，然后用两手交错搓抹胸胁部。②患者取俯卧位，操作者立于头侧，以掌根或四指指腹自上而下直擦患者督脉（大椎至长强）和两侧膀胱经第一侧线及第二侧线。③操作者立于患者身侧，在患者腰背部涂抹少许润滑介质，以手掌小鱼际在患者命门、肾俞和腰阳关区做快速直线往返摩擦，以透热为度。④分推腹阴阳、摩腹：患者仰卧位，操作者以双手拇指桡侧面置于患者中脘穴，由内向外分推至脐，顺时针摩腹各2分钟。

3）上肢部操作：接上势，从足背开始，分别沿下肢内侧前、中缘由下向上依次行拇指点按法点按肾经、肝经，触及疼痛明显处，可稍作停留，同法点按下肢外侧前缘胃经。

【辨证加减】

肝火痰热者，加按太冲、行间、丰隆等穴。

脾虚痰盛者，加按脾俞、足三里、三阴交、中脘、丰隆等穴。

肝肾阴虚者，加按肝俞、肾俞、三阴交、太溪等穴。

瘀阻脑络者，加按百会、风府、血海、膈俞等穴。

（2）癫痫自我按摩调理

【常规操作】

1）浴面：先将两手掌相摩擦令发热，然后摩擦面部50～100次，从水沟、口角、前额眉、目、鼻、颧、发际至耳后如浴面、洗头之状。

2）梳头 1 分钟：双手五指指端从前往后做梳头状；然后再单手五指指端从前往后拿头五经。

3）抚胸胁：两手五指分开，从锁骨开始由内向外，顺着胸骨柄逐渐往下抚摩至季肋 30 次。然后用手拳旋摩胸部。

4）旋摩全腹：仰卧位，将两手掌分别置于上下腹部，然后两手交替做顺时针环形摩动 2～3 分钟。

5）摩肾堂：两手掌或拳背紧贴在背后脊柱两侧，由两手尽可能摸到的最高位置开始，然后向下摩擦，经肾俞直至尾椎骨，做 30 次。

6）按揉百会穴：用拇指或中指峰在百会穴上进行按揉 1 分钟；然后两拇指按揉风池穴 1 分钟；最后用屈曲的食指桡侧在眉棱、前额分抹 8～12 次。

【随症加减】

1）烦躁易怒，面红目赤，心烦失眠，口苦咽干，加：①按揉角孙、太冲、行间等穴各 1 分钟。②推摩两胁肋：两手掌掌心相对分别置于两腋下，由上而下单方向慢慢移动，推摩两侧胁肋，反复 5 次。

2）胸部或胃脘部堵塞不舒、痞硬胀闷，纳差，加：按揉中脘、丰隆、膻中、期门、章门等穴各 1 分钟。延长摩腹的时间。

3）健忘失眠，腰膝酸软，加：①按揉腰部，按揉中极、关元、三阴交等穴。②平推腰骶部：用手掌自上而下平推腰骶部八髎穴处，以局部温热为度。③擦涌泉：先以拇指按揉涌泉穴 1 分钟，再用小鱼际擦涌泉，使其局部发热为度。

4）既往有中风、颅脑外伤、产伤、颅内感染性疾病患者，加：按揉血海、双手拍腰背部。

2. 艾灸法

【选穴】

主穴：百会、神门、三阴交、阳陵泉。

配穴：

肝火痰热：加太冲、行间、丰隆。

脾虚痰盛：加脾俞、中脘、足三里、丰隆。

肝肾阴虚：加肝俞、肾俞、太溪、照海、涌泉。

瘀阻脑络：加膈俞、血海、头部阿是穴。

【操作方法】

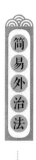

每次可根据辨证选主穴加 2～3 配穴进行施灸。百会、神门、三阴交、阳陵泉、涌泉、太溪、照海均采用温和灸补法，用直径约 1.8cm 的细艾条温和灸总体时间以 20～30 分钟为宜；太冲、行间、丰隆、血海、头部阿是穴采用温和灸泻法，用直径约 3.6cm 的粗艾条（或 2 根细艾条并在一起）温和灸 10～15 分钟；中脘、神阙、天枢在腹部可用温灸盒进行施灸，也可用温和灸补法；膈俞、肝俞、脾俞、肾俞在背部，可用温灸盒进行施灸。如果没有时间按照治疗方案整体施灸，也可仅选百会、神门、三阴交、阳陵泉穴采用新型简易温灸筒施灸。每 1～2 日 1 次，10 次为 1 疗程。

【注意事项】

艾灸法仅用于休止期癫痫的治疗。百会、头部阿是穴施灸时需注意避免烫到头发，在施灸时亦要注意感受温度，避免烫伤。灸后可能会感觉有口渴、轻微发热或便秘等现象，通常这些感觉会逐渐自行消失，但如果症状持续，可增加两次施灸之间的间隔时间或缩短施灸时间，患者可根据自己的情况进行灵活调整。

3. 拔罐法

【选穴】

主穴：心俞、脾俞、肝俞、肾俞、三阴交、阳陵泉。

配穴：

肝火痰热：加丰隆、太冲。

脾虚痰盛：加胃俞、天枢、丰隆、足三里。

瘀阻脑络：加膈俞、血海。

【操作方法】

首先让患者俯卧，暴露背部，在脊柱两侧的膀胱经进行走罐至皮肤潮红，然后在所选背俞穴（心俞、脾俞、肾俞、胃俞、胆俞）中选2～3对穴位吸拔留罐5～15分钟。其次，让患者仰卧，在腹部任脉和带脉进行走罐至皮肤潮红，脾虚痰盛型在天枢留罐5～15分钟；四肢部穴位（足三里、三阴交、丰隆、阳陵泉、血海、膈俞）用闪罐法至皮肤潮红。每周2次。（具体留罐、走罐、闪罐操作方法参看上篇第三章）

【注意事项】

拔罐法仅用于休止期癫痫的治疗，发作期不可拔罐，走罐时要用力均匀、平稳、缓慢的滑动，力度以患者能够耐受为度，拔罐后注意避风；出现罐斑后当天不要洗澡；禁食生冷、油腻、刺激性食物，防止影响脾胃运化，使邪气不能排出。其他注意事项参照上篇第三章。

4. 刮痧疗法

【选穴】

主经、主穴：膀胱经和督脉、任脉、心包经；三阴交、阳陵泉。

配经、配穴：

肝火痰热：肝经、胆经；太冲、行间、丰隆。

脾虚痰盛：脾经、胃经；足三里、丰隆。

肝肾阴虚：肝经、肾经；太溪。

瘀阻脑络：阿是穴、血海、膈俞。

【操作方法】

首先让患者俯卧，由上向下刮拭疏通背部膀胱经第一侧线及督脉；然后患者取仰卧位刮任脉和心包经，任脉从上脘穴向下刮至中脘穴、下脘穴，从气海穴向下刮至关元穴、中极穴（任脉），中间绕开肚脐；最后对患者所属证型的配经配穴进行刮拭。心包经、肝经、胆经、脾经、胃经、肾经均只刮肘膝关节以下部分，在上述所选穴位上进行重点刮拭或点压、按揉。（具体操作方法和要求可参见上篇第四章）

【注意事项】

刮痧时，每个部位刮20～30次，见皮肤毛孔张开皮肤发热为度，不必强求皮肤出现紫红色痧。其他注意事项参照上篇第四章。

5. 耳穴疗法

【选穴】

主穴：心、肝、肾、脾、神门、脑干、皮质下，见图11-1。

辨证配穴：

肝火痰热：口苦咽干可加用胆，并适当运用强刺激手法。

脾虚痰盛：感胸部或胃脘部堵塞不舒、痞硬胀闷，纳差可加用胃、大肠、腹；若发作时常见目光呆滞，四肢发冷，呈蜷卧位，口吐白沫，叫声低怯或无叫声可加用三焦、内分泌。

肝肾阴虚：腰和膝关节酸软没有力气可加用腰椎。

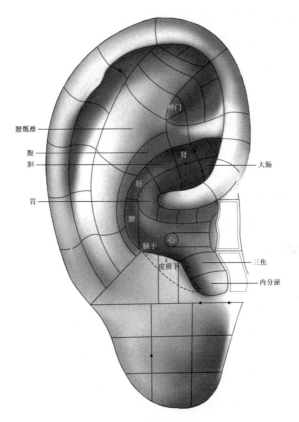

腰骶椎
腹
胆

胃

神门
肾
肝
脾
脑干
皮质下
心

大肠

三焦
内分泌

◎ 图 11-1 癫痫耳穴选穴

【具体操作】

（1）按摩法：首次操作先进行耳郭按摩，具体见总论部分。

（2）耳穴压丸法：每次选主穴加配穴 5～8 穴，将耳穴贴贴敷于耳穴上，并适当按压，以强刺激按压为主，肝肾阴虚采用弱刺激按压，使耳有发热、胀痛感即可。每天可按压数次，3～5 天可更换 1 次。孕妇及习惯性流产者慎用。

【注意事项】

（1）耳穴癫痫各期均可使用按摩法和耳穴压丸法作为辅助

治疗方法。本病不建议使用耳灸法。

（2）其余注意事项详见上篇第五章。

6. 药浴

【基础方】

钩藤 30g，僵蚕 20g，地龙 15g，石菖蒲 30g，远志 20g，艾叶 50g，苍术 10g。

辨证加减：

肝火痰热：加栀子 15g，胆南星 20g。

脾虚痰盛：加茯苓 30g，陈皮 30g，姜半夏 10g。

肝肾阴虚：加熟地黄 30g，山茱萸 30g。

瘀阻脑络：加川芎 15g，红花 15g，桃仁 10g。

【药浴方法】

主要使用足浴疗法，每天或隔天一次，7 次为一个疗程，每次 20～30 分钟，或药浴至微微汗出即可，不可出现大汗淋漓的情况，以免汗出过多，耗伤气血。在药浴的过程中可配合足部涌泉穴、太冲穴、丰隆穴按揉，每穴各按揉 1～2 分钟，以增强理气化痰的疗效。药浴过程需有家属在旁陪护，以防患者突然发病。

【注意事项】

详见上篇第六章。

六、生活小贴士

1. 注意妊娠期保健：孕妇失调养是小儿癫痫发病的先天原因，所以注意妊娠期保健是预防癫痫的重要环节，妊娠期孕妇应注意：①避免精神刺激，保持心情愉悦；②适当活动、避免过度劳累、长时间躺卧；③注意饮食健康，不要偏食、过食肥

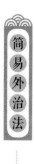

简易外治法

甘厚味；④定期孕检，防止分娩意外造成的继发性小儿癫痫。

2. 避免饮用未煮开的水，预防寄生虫引起的继发性癫痫。

3. 保持心情愉悦，注意生活规律，合理饮食，适当进行体育锻炼，增强自身体质。

4. 积极防治各类急慢性心脑血管疾病，每年体检 1 ~ 2 次，针对异常指标应定期复查。

第六章

痴呆

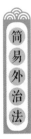

一、什么是痴呆

痴呆是一种以记忆和认知功能损害为特征的一种疾病。多以老年人为主，病情轻者，表现为容易忘事，反应迟钝，很少说话，日常生活能部分自理；病情重者，表现为时间较长事情容易忘记，时空混淆，不认识亲友，讲话重复或胡乱说话，或整日不说话，表情冷淡或烦躁，日常生活完全需要他人帮助。

二、中医学对于痴呆的认识

痴呆又俗称"呆病"，多因先天不足、年老体虚、后天失养、以及情绪、饮食、劳累过度等，导致脑髓不足，大脑失用所导致。

（一）发病原因

1. 年老肾衰

人到中老年，肾精开始衰减，开始衰老。肾精不足，可致大脑髓海变空，大脑元神失养，逐渐变成痴呆。

2. 禀赋不足

由于身体禀赋不足，大脑髓海不充，延续至成年，加上情绪、饮食、劳累等后天因素，导致大脑髓海变空，大脑元神失养，而成痴呆。

3. 后天失养

由于后天失养，或误食、药物损害，致使脾胃功能受损，不能化生气血，脑髓不足，变成痴呆。

4. 七情内伤

七情所伤，肝气郁结不疏，日久生热化火，心神被扰，性情烦乱，扰乱神明，发为痴呆。

久病邪留：年老多病之体，脾肾渐损，以致痰湿内生，蒙蔽头窍，头窍不清而发痴呆；外伤、脑卒中之后瘀血停滞也可导致痴呆。

（二）发病部位

中医学认为，痴呆病位在脑，与心、肝、脾、肾关系密切。

三、西医学对于痴呆的认识

痴呆，西医称之为阿尔兹海默病（AD），是发生于老年和老年前期、以进行性认知功能障碍和行为损害为特征的中枢神经系统退行性病变。临床表现为记忆力障碍、失语、失用、失认、视空间能力损害、抽象思维和计算力损害、人格和行为改变等。

（一）发病原因

西医认为，阿尔茨海默病是由基因、生活方式和环境因素共同作用的结果，部分是由特定的基因变化引起的。以下危险因素虽不会直接诱发阿尔茨海默病，但会增加患病风险。

1. 年龄

年龄增长是阿尔茨海默病已知的最大危险因素。阿尔茨海默病不是正常衰老的表现，但随着年龄的增长，患阿尔茨海默病的概率逐年增加。

2. 阳性家族史

如果一级亲属（父母或兄弟姐妹）患有阿尔茨海默病，患此病的风险增高。

3. 唐氏综合征

许多患有唐氏综合征的人会同时罹患阿尔茨海默病。阿尔茨海默病的症状和体征在唐氏综合征患者身上出现的时间往往比普通人群早 10～20 年。

4. 性别

男性和女性的患病风险差异不明显，但总体而言，女性患者更多，可能与女性寿命通常比男性较长，和闭经后激素水平的变化有关。

5. 轻度认知障碍

轻度认知障碍是指一个人记忆力或其他思维能力的衰退程度大于其年龄预期，患者尚可正常社交或工作。患有轻度认知障碍的人进展为痴呆的风险显著增加。

当轻度认知障碍患者的主要受损认知能力是记忆力时，更有可能进展为阿尔茨海默病。

6. 既往头部外伤

头部受过严重创伤的人患阿尔茨海默病的风险更大。

7. 慢性病

高血压、高胆固醇、2 型糖尿病、肥胖等慢性病可能增加患病风险。

8. 不良生活方式

缺乏锻炼、吸烟或接触二手烟、睡眠不足、高脂饮食、久坐不动等不良生活习惯可会增加阿尔茨海默病的患病风险。

9. 低教育水平和较少的社交

低教育水平（低于高中教育水平）也可能是阿尔茨海默病的一个危险因素。积极参与社交活动可降低患阿尔茨海默病的风险。

（二）阿尔茨海默病典型症状

阿尔茨海默病通常隐匿起病，持续进行性发展，主要表现为认知功能减退和非认知性神经精神症状。医学上将其分为痴呆前阶段和痴呆阶段，主要区别在于患者的生活能力是否已经下降。

1. 痴呆前阶段

（1）记忆力轻度受损。

（2）其他认知能力，如注意力、执行能力、语言能力和视空间能力可出现轻度受损。

（3）不影响基本日常生活能力，达不到痴呆的程度。

2. 痴呆阶段

这一阶段是传统意义上的阿尔茨海默病，此阶段患者认知功能损害导致了日常生活能力下降，按认知损害的程度可以分为轻、中、重三期。

（1）**轻度痴呆**：首先出现的是近事记忆减退，常将日常所做的事和常用的一些物品遗忘，随着病情的发展，可出现远期记忆减退，即对发生已久的事情和人物的遗忘，部分患者出现视空间障碍，外出后找不到回家的路，不能精确地临摹立体图，面对生疏和复杂的事物容易出现疲乏、焦虑和消极情绪，表现出人格方面的障碍，如不爱清洁、不修边幅、暴躁、易怒、自私多疑。

（2）中度痴呆

①记忆障碍继续加重。

②工作、学习新知识和社会接触能力减退，特别是原已掌握的知识和技巧出现明显的衰退。

③出现逻辑思维、综合分析能力减退，言语重复、计算力下降，明显的视空间障碍，如在家中找不到自己的房间。

④可出现失语、失用、失认等；有些患者还可出现癫痫、强直少动综合征。

⑤患者常有较明显的行为和精神异常，性格内向的患者变得易激惹、兴奋欣快、言语增多，而原来性格外向的患者则可变得沉默寡言，对任何事情提不起兴趣。

⑥出现明显的人格改变，甚至做出一些丧失羞耻感的行为。

（3）重度痴呆

①上述各项症状逐渐加重。

②情感淡漠、哭笑无常、言语能力丧失以致不能完成日常简单的生活事项，如穿衣、进食。

③终日无语而卧床，与外界（包括亲友）逐渐丧失接触能力。

④四肢出现强直或屈曲瘫痪，括约肌功能障碍。

⑤常可并发全身系统疾病的症状，如肺部及尿路感染、压疮，以及全身性衰竭症状等，最终因并发症而死亡。

四、中医学中痴呆的分型

（一）平台期

1.髓海不足证

症状：记忆减退，定向不能，判断力差，或失算，重者失认，失用，懒惰思卧，牙齿枯、头发焦黄，腰酸骨软，步行艰难。舌瘦色淡，脉沉细。

2. 脾肾亏虚证

症状：记忆减退，失认失算、词不达意，腰膝酸软，肌肉萎缩，食少纳呆，气短懒言，口涎外溢或四肢不温，腹痛喜按，鸡鸣泄泻，或二便失禁。舌质淡白，舌体胖大，舌苔白，脉沉细弱。

3. 气血不足证

症状：记忆减退，行动迟缓，甚至整日寡言不动，倦怠嗜卧，多梦易惊，神疲乏力，面唇无华，爪甲苍白，纳呆食少，大便溏薄。舌质淡胖有齿痕，脉细弱。

（二）波动期

1. 痰浊蒙窍证

症状：记忆减退，表情呆钝，头晕身重，晨起痰多，纳呆呕恶脘腹胀满。重症者生活不能自理，面色白或苍白不泽，气短乏力。舌体胖大有齿痕，苔腻浊，脉弦滑。

2. 瘀阻脑络证

症状：多有产伤及外伤病史，或心肌梗死史、脑卒中史，或素有血瘀之疾。记忆减退，反应迟钝，或行为怪异，或妄思离奇，或头痛难愈，面色晦黯。舌质暗紫，有瘀点瘀斑，舌苔薄白，脉细弦或涩。

3. 心肝火旺证

症状：健忘颠倒，认知损害以自我为中心，心烦易怒，口苦目干，头晕头痛，筋惕肉瞤，或咽干口燥，口臭口疮，尿赤便干或面红微赤，口气臭秽、口中黏涎秽浊，烦躁不安甚则狂躁。舌质暗红，舌苔黄或黄腻，脉弦滑或弦细而数。

（三）下滑期

毒损脑络证。

症状：无欲无言，迷蒙昏睡，不识人物，神呆遗尿，或二便失禁，或身体蜷缩不动，躁扰不宁，甚则狂越，或谵语妄言，肢体僵硬，或颤动，或痫痉。舌红绛少苔，苔黏腻浊，或腐秽厚积，脉数。

五、自我调护做起来

1. 推拿法

中医学认为，痴呆的发生主要与脑关系密切，与心、肝、脾、肾有关，可以通过推拿改善相关症状，可选择每天早餐后1小时及晚上睡前各1次，按摩时患者体位得当，以按摩部位舒适放松为标准，患者情绪激动时切勿立即按摩，按摩过程中遇患者疲劳或抵抗时应停止。

【推拿部位及取穴】

（1）痴呆推拿主要在头颈部、躯干部和四肢部进行手法操作。

（2）取穴：太阳、神庭、上星、百会、四神聪、养老、风池、手三里、足三里、三阴交、太溪、太冲、悬钟等穴。

【手法】

推法、拿法、扫散法、按揉法、点按法、摩法、擦法等。

【操作步骤】

（1）头面及项部操作：①推眼眶及前额：患者取坐位或半卧位，全身放松，操作者以拇指桡侧缘行"∞字"推患者双侧眼眶，反复操作3～5遍。再分推前额3～5遍。②点按或按揉患者头面经穴：接上势，食指或中指指腹分别点按和按揉其印堂、神庭、上星、百会、四神聪、太阳穴、攒竹、鱼腰、四白等穴，每穴先点按1分钟，再按揉2分钟，力度由轻到重，以患者感到酸胀能忍受为度；再以拇指按揉头部督脉、胆经、膀胱经3～5遍。③拿五经及颈项：操作者一手扶住患者前额，另一手从患者前额发际处至风池穴处五指拿督脉、胆经和膀胱经3～5遍。再以拇指指腹和其余四指指腹夹持患者颈项部肌肉从后枕部至颈根部拿进行拿法操作3～5遍。④扫散少阳经：操作者一手扶住患者颞侧头部，一手在患者头颞部行扫散法操作，左右两侧各操作1分钟。

（2）躯干部操作：①接上势，患者俯卧位，操作者立于头侧，以掌根或四指指腹自上而下直擦督脉（大椎至长强）和两侧膀胱经第一侧线及第二侧线。②操作者立于患者身侧，在患者腰背部涂抹少许润滑介质，以手掌小鱼际在命门、肾俞和腰阳关处做快速直线往返摩擦，以透热为度。③分推腹阴阳、摩腹：患者仰卧位，操作者以双手拇指桡侧面置于患者中脘穴，由内向外分推至脐，顺时针摩腹各2分钟。

（3）四肢部操作：接上势，操作者食指或中指指腹分别点按和按揉患者养老、风池、手三里、足三里、三阴交、太溪、太冲、悬钟等穴，每穴先点按或按揉1分钟，力度由轻到重，以患者感到酸胀能忍受为度。

【辨证加减】

（1）痴呆患者平台期以虚证为主，虚证脾胃虚弱者，可适当增加相应推拿手法来调节与加强脾胃的功能。如摩腹，以透热为度；拇指按揉脾俞、胃俞、血海、足三里，每穴0.5分钟；用掌擦法直擦背腰部督脉，横擦背部脾俞、胃俞部位，以透热为度。虚证先天不足或年老体弱导致髓海不充者，可加按揉肾俞、命门、悬钟、太溪，以酸胀为度；横擦背部肾俞部位，以透热为度。

（2）痴呆波动期以实证为主。①实证痰浊蒙窍者，顺时针摩腹3～5分钟，拇指按揉中脘、天枢、足三里、丰隆、脾俞、胃俞、大肠俞，按至一定深度使患者产生酸胀等得气感时，保持此状态3～5秒，以健脾祛痰、醒神开窍。②实证瘀阻脑络者，按揉血海、膈俞、百会及四神聪。③实证心肝火旺者，按揉角孙、太冲、行间、期门等穴各1分钟；两手掌掌心相对分别置于两腋下，由上而下单方向慢慢移动，推摩两侧胁肋，反复5次。

2. 艾灸法

【选穴】

主穴：百会、大椎、足三里、太溪、涌泉。

配穴：

平台期

髓海不足：肾俞、命门、悬钟。

脾胃虚弱：脾俞、胃俞、血海。

气血不足：气海、关元、天枢、血海。

波动期

痰浊蒙窍：加中脘、天枢、丰隆、脾俞、胃俞、大肠俞。

瘀阻脑络：加血海、膈俞、头部阿是穴。

心肝火旺：去百会、大椎，加太冲、行间。

【操作方法】

每次可根据辨证选主穴加2～3配穴进行施灸。百会、大椎、血海、足三里、太溪、涌泉、悬钟均采用温和灸补法，可用直径约1.8cm的细艾条温和灸总体时间以20～30分钟为宜；

期门、太冲、行间采用温和灸泻法，用直径约 3.6cm 的粗艾条（或 2 根细艾条并在一起）温和灸 10 ～ 15 分钟；中脘、气海、天枢、关元在腹部可用温灸盒进行施灸，也可用温和灸补法；肝俞、脾俞、胃俞、肾俞在背部，可用温灸盒进行施灸。如果没有时间按照治疗方案整体施灸，也可仅选百会、大椎、足三里、太溪、涌泉穴采用新型简易温灸筒施灸。每 1 ～ 2 日 1 次，10 次为 1 疗程。

【注意事项】

艾灸法可用于平台期、波动期痴呆的治疗。百会、头部阿是穴施灸时需注意避免烫到头发，在施灸时亦要注意感受温度，避免烫伤。灸后可能会感觉有口渴、轻微发热或便秘等现象，通常这些感觉会逐渐自行消失，但如果症状持续，可增加两次施灸之间的间隔时间或缩短施灸时间，患者可根据自己的情况进行灵活调整。

3. 拔罐法

【选穴】

主穴：肝俞、脾俞、肾俞、心俞、悬钟。

配穴：拔罐法仅用于平台期痴呆的治疗，常用经络为膀胱经、任脉、带脉。

【操作方法】

首先让患者俯卧，暴露背部和下肢，在脊柱两侧的膀胱经进行走罐至皮肤潮红，然后在所选背俞穴（肝俞、脾俞、肾俞、心俞）处吸拔留罐 5 ～ 15 分钟；其次，让患者仰卧，在腹部任脉和带脉进行走罐至皮肤潮红，同时加在悬钟处吸拔留罐 5 ～ 15 分钟。每周 2 次。（具体留罐、走罐操作方法参看上篇第三章）

【注意事项】

拔罐法仅用于平台期痴呆的治疗，波动期及下滑期不拔罐，走罐时要用力均匀、平稳、缓慢的滑动，力度以患者能够耐受为度，拔罐后注意避风；出现罐斑后当天不要洗澡；禁食生冷、油腻、刺激性食物，防止影响脾胃运化，使邪气不能排出。其他注意事项参照上篇第三章。

4. 刮痧疗法

【选穴】

主经、主穴：膀胱经和督脉、任脉、心包经；三阴交、足三里。

配经、配穴：

平台期：脾经、胃经、肾经；血海、悬钟、太溪。

波动期：

痰浊蒙窍：脾经、胃经；足三里、丰隆。

瘀阻脑络：阿是穴、血海、膈俞。

心肝火旺：心经、肝经；太冲、行间。

【操作方法】

首先让患者俯卧，由上向下刮拭疏通背部膀胱经第一侧线及督脉；然后患者取仰卧位刮任脉和心包经，任脉从上脘穴向下刮至中脘穴、下脘穴，从气海穴向下刮至关元穴、中极穴（任脉），中间绕开肚脐；最后对患者所属证型的配经配穴进行刮拭。心包经、心经、肝经、脾经、胃经、肾经均只刮肘膝关节以下部分，在上述所选穴位上进行重点刮拭或点压、按揉。（具体操作方法和要求可参见上篇第四章）

【注意事项】

刮痧时，每个部位刮 20～30 次，见皮肤毛孔张开皮肤发

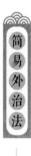

热为度，不必强求皮肤出现紫红色痧。其他注意事项参照上篇第四章。

5. 耳穴疗法

【选穴】

主穴：脑干、脑垂体（缘中）、皮质下、肾，见图 12-1。

配穴：

平台期：若出现肌肉萎缩，懒惰喜卧可加用兴奋点、肾上腺；多梦易惊醒，神疲乏力可加用神门、胆；面唇及手指苍白，胃口较差可加用脾、胃；腰酸腿软可加用腰骶椎。

波动期：

痰浊蒙窍证：平时如果头晕身重可加用枕；晨起痰多，恶心欲呕可加用脾、食道、交感。

心肝火旺证：平时若心烦易怒加耳尖强刺激按法，口苦眼干加轮 4；如出现咽干口燥，口气重可加用内分泌、交感；大便干可加用大肠、三焦。

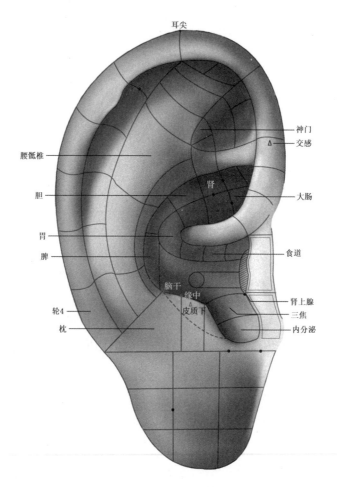

◎ 图 12-1　痴呆耳穴选穴

【操作方法】

（1）首次操作前按摩耳郭，至耳郭发热，具体详见总论部分。

（2）耳穴贴压：每次选主穴加配穴 5～8 穴将耳穴贴贴敷于耳穴上，并适当按压，有发热、胀痛感。每天可按压 5 次（晨起，早、中、晚餐前，睡前 1 小时各 1 次），根据自身情况

3 ～ 5 天更换 1 次。孕妇按压宜轻，习惯性流产者慎用。

按压方法：

①强刺激按压法：垂直按压耳穴上耳穴贴药丸，至患者出现沉、重、胀、痛感。每穴按压 1 分钟左右，如有必要，每穴重复操作 2 ～ 3 遍，每天 5 次。适用于本病辨证为肝火扰心、痰热扰心的患者。

②弱刺激按压法：一压一松交替的垂直按压耳穴上耳穴贴药丸，感到酸胀、轻微刺痛为度，每次压 5 秒，停 3 秒。每次每穴按压 1 分钟左右，每天 5 次。适用于本病辨证为心胆气虚、心肾不交、心脾两虚的患者。

（3）耳灸法：心脾两虚、心胆气虚、心肾不交者可在按摩后予耳部艾灸，根据症状选择主穴及辨证取穴中选 2 ～ 3 个穴位，每个穴位 3 ～ 4 分钟，每次施灸 5 ～ 10 分钟或至自觉耳朵发热发红为度，同时注意施灸距离，避免烫伤。

（4）耳穴刮痧法：参照上篇第五章相应内容进行操作。涂抹润滑介质后，先由下而上，由内而外顺序刮拭整个耳郭，用力宜均匀适中，使耳郭充血发热，然后根据患者实际情况选取主穴和辨证配穴进行重点刮拭，每穴刮拭 25 次左右。

【注意事项】

（1）因患者病情的特殊性，在做耳穴压丸治疗时患者家属应适当加强对穴位贴敷周围皮肤观察。

（2）其余注意事项详见上篇第五章。

6. 药浴

【基础方】

石菖蒲 30g，远志 30g，龙眼肉 30g，制何首乌 20g，熟地黄 30g，丹参 30g，艾叶 50g，苍术 10g。

辨证加减：

平台期：加肉苁蓉 30g，山药 30g。

波动期：

痰浊蒙窍证：加郁金 30g，陈皮 30g。

瘀阻脑络证：加川芎 15g，红花 15g。

心肝火旺证：加栀子 15g，珍珠母 30g。

【药浴方法】

主要使用足浴疗法，每天或隔天一次，7 次为一个疗程，每次 20～30 分钟，或药浴至微微汗出即可，不可出现大汗淋漓的情况，以免汗出过多，耗伤气血。在药浴的过程中可配合足部太溪穴、照海穴按揉，每穴各按揉 1～2 分钟，以增强益智安神的疗效。药浴过程需有家属在旁陪护，以防烫伤。

【注意事项】

详见上篇第六章。

六、生活小贴士

（一）日常家庭护理

1. 创造一个安全舒适的环境

①把钥匙、钱包、手机和其他贵重物品放在家里的同一个地方，方便患者记忆。

②把药物放在安全的地方，并使用每日清单来记录剂量。

在家里使用日历或白板来记录每天的日程安排，养成检查完成项目的习惯。

③确保患者携带身份证明或佩戴医疗警示手镯，携带有定位功能的手机，并在电话里输入重要的电话号码，以便寻找走失的患者。

④确保患者鞋子舒适，在楼梯和浴室安装坚固的扶手，清理多余的家具、杂物和地毯，以防摔倒或磕碰。

⑤减少镜子的数量，阿尔茨海默病患者可能会发现镜子里的图像令人困惑或恐惧。

⑥平静稳定的家庭环境有助于减少行为问题。

⑦新环境、噪音、一大群人、被催促或被要求做复杂的任务都会导致焦虑。

⑧患有阿尔茨海默病的人会经历多种情绪——困惑、沮丧、愤怒、恐惧、不确定、悲伤和抑郁。家属要耐心倾听，为患者提供情感支持，让患者放心，并尽量帮助患者保持尊严。

2. 关注照料者

阿尔茨海默病患者往往会表现出愤怒、内疚、压力、沮丧、担心、悲伤，以及社会孤立感等负面情绪，长期照顾患者可能会影响照料者的心理健康，因此照料者也应保持健康的生活方式，注意休息，保持平和的心态，避免焦虑，必要时寻求心理医生的帮助。

（二）日常生活管理注意

1. 锻炼

定期锻炼是治疗计划的重要组成部分。每天散步等活动有助于改善情绪，保持关节、肌肉和心脏的健康。运动还能促进睡眠，防止便秘。患有阿尔茨海默病的人如果走路有困难，仍然可以使用固定自行车或参加与椅子相关的一些运动。

2. 营养

患有老年痴呆症的人可能会忘记吃饭及喝水，导致营养不良、脱水和便秘。家属应提醒并帮助患者按时进食。

3. 社交活动

经常进行社交活动可以帮助患者保留某些能力。做一些有意义和令人愉快的事情对阿尔茨海默病患者的整体健康很重要，比如听音乐、跳舞、读书或听书、园艺、做工艺品、或参与老年人护理中心的社交活动等。

（三）预防

痴呆是可以预防的。总体来说脑血管病的危险因素大部分是痴呆的危险因素，控制这些因素可以降低痴呆的发病率和患病率。另外有报道称充足的睡眠、合理的饮食、锻炼身体、良好的心境、脑力活动和亲友间的交往，都有助于防止痴呆的发生。

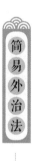

第七章

创伤后应激障碍

一、什么是创伤后应激障碍

创伤后应激障碍（posttraumatic stress disorder，PTSD）是指因为受到超常的威胁性、灾难性的创伤事件，而导致延迟出现和长期持续的身心障碍。其引发原因可以是自然灾害、事故、刑事暴力、虐待、战争等。这种压力既可以是直接经历，如直接受伤；也可以是间接经历，如目睹他人死亡或受伤。事件本身的严重程度是产生 PTSD 的先决条件，在我们的日常用语中，许多超出意料的事件都可以称为"创伤性"的，如离婚、失业或考试失败。近年来，随着突发灾难性事件增多，创伤后应激障碍越来越成为社会关注的重点。几乎所有经历这类事件的人都会感到巨大的痛苦，常引起个体极度恐惧、害怕、无助之感，严重危害患者的身心健康，给其家庭及社会发展带来很大负担。目前 PTSD 的西医治疗主要包括心理疗法和药物疗法。抗抑郁的药物可以缓解创伤后应激障碍的症状，但存在药物副作用；心理疗法：在心理医生的照顾下，要求患者不断说出引起创伤的经历的细节，这个过程可能会使患者很痛苦，有时不能适应医院之外的世界，患者可能因此而复发。而在中医治疗疾病的理论指导下，采用中医外治疗法治疗，具有操作简单、安全性高、副作用少、价格较低、患者更容易接受的特点。而且能够显著减少患者的临床症状，缩短药物的起效时间，以及减轻其不良反应。

二、西医学对创伤后应激障碍的认识

（一）研究的起源

创伤后应激障碍（PTSD）的早期研究主要以退伍军人、战俘及集中营的幸存者等为对象，后逐渐在各种人为和自然灾害的受害者展开。

（二）可能的病因

1. 遗传因素

PTSD 患者家族史中精神疾病发病率是经历同样事件未发病或无此经历者的 3 倍，所患精神疾病以焦虑症、抑郁症、重性精神病和反社会行为为主。

2. 家庭、社会心理因素

童年期创伤，如受歧视、性虐待、被遗弃等，均使 PTSD 的发病率增高。

（三）主要临床表现

1. 闯入性再体验

又称"闪回"，是指与创伤有关的情景或内容，在患者的思维、记忆中反复地、不自主地涌现，闯入意识之中，萦绕不去。也可在梦中反复出现。还可出现严重的触景生情反应，此种情景令患者痛苦不已。

2. 警觉性增高

几乎每个患者都存在这种症状，为一种自发性的持续高度警觉状态。表现为过度警觉，容易受到惊吓，可伴有注意力不集中，易激惹，以及焦虑情绪。焦虑的躯体症状如心慌、出汗、头痛、躯体多处不适等症状很明显，睡眠障碍表现为入睡困难和易惊醒，而且持续时间比较长。

3.回避

患者表现为长期或持续性极力回避与创伤经历有关的事件或场景，拒绝参加有关的活动，回避创伤的地点和与创伤有关的人或事，同时，回避与之相关的想法、感觉等。有些患者可出现选择性遗忘，记不起与创伤有关的事件细节，患者对某些活动明显不感兴趣，变得退缩，且难以接近。

4.其他症状

患者还可表现出滥用成瘾物质、攻击行为、自伤或自杀行为等，这些行为往往是患者心理行为应付方式的表现。同时，抑郁症状是很多 PTSD 患者常见的伴随症状。

（四）自我诊断要点

1.遭受异乎寻常的创伤性事件或处境（如天灾人祸）。

2.反复重现创伤性体验（病理性重现），可表现为不由自主地回想受打击的经历，反复出现有创伤性内容的噩梦，反复发生错觉、幻觉，反复出现触景生情的精神痛苦。

3.持续的警觉性增高，可出现入睡困难或睡眠不深、易激惹、注意集中困难、过分地担惊受怕。

4.对与刺激相似或有关的情景的回避，表现为极力不想有关创伤性经历的人与事，避免参加能引起痛苦回忆的活动，或避免到会引起痛苦回忆的地方，不愿与人交往，对亲人变得冷淡，兴趣爱好范围变窄，但对与创伤性经历无关的某些活动仍有兴趣。对与创伤经历相关的人和事选择性遗忘，对未来失去希望和信心。

5.在遭受创伤后的数日至数月后，延迟半年以上才发生者罕见。

（五）与其他类似病证区分

1. 急性应激障碍：创伤后应激障碍早期与急性应激障碍症状有许多重叠之处，但前者常无意识障碍，此为鉴别要点。同时急性应激障碍病程迁延，可转化为创伤后应激障碍。

2. 抑郁症：创伤后应激障碍可有抑郁情绪，但抑郁情绪多围绕创伤性事件。而抑郁症抑郁情绪涉及较广，且有晨重昼轻变化。

3. 焦虑症：创伤后应激障碍和焦虑症都有警觉性增高、交感神经兴奋等临床表现。前者具有创伤性事件作为诱发因素，焦虑内容以创伤性事件为核心，且反复重现创伤性体验，此为鉴别要点。

三、中医学对创伤后应激障碍的认识

中医学中虽无"创伤后应激障碍"病名的明确记载，亦无"焦虑症"之名，但对其临床症状早有认识。本病属于中医学心悸、不寐、郁证等范畴。病位在肝和心，与脾胆肾有密切关系。

本病是因为遭受突然强烈情志刺激后的过度思虑所致，中医学认为思虑过度，气体会聚结在体内，导致气的运行不畅，气机郁滞，所以 PTSD 平时以气机郁滞为主。气郁日久，既可因气郁而致气、血、痰、火、食、湿皆郁（即六郁证）；也可因郁火内耗阴血，而致心神失养。精神郁闷，失眠，苦恼，胸胁或少腹胀满，则病位在肝。心悸、心烦、失眠、多梦，无躯体不适，则病位在心。简单来讲我们人体经络可以运行全身气

血，联络脏腑，如同交通运输的道路，我们的气如同路上的车辆，血如同车上载的物品，而 PTSD 如同阻拦在道路上的小石头，这个小石头最开始只会导致附近车辆的失控，若不及时清理，随着时间的推移，则会导致交通越来越堵塞。且由于人的个体差异，其堵塞的道路是不一样的，所表现出来的症状也是不一样的，结合症状可以判断病位是在哪里。堵塞的道路相当于肝气郁结这个证型，堵塞过久，拥堵的车辆越多，就生热化火，相当于气郁化火这个证型。心脾两虚这个证型，一是过多的思虑会劳心费神，损伤心脾，另一方面就是道路堵塞之后，车辆及车辆上的物品，都无法按时到达目的地，也就是气血无法濡养心和脾。心阴亏虚，在中医理论上血是属于阴的，一是过多的思虑会劳心费神，损耗阴血；二是堵塞的血无法濡养到心；三是气郁化火之后灼伤阴血，使阴血亏耗。当然中医的机制肯定比简单的比喻要复杂，只是借此比喻帮助理解。

四、中医学中创伤后应激障碍的分型

1. 肝气郁滞

在经历精神刺激后，心情郁闷，喜欢叹气，胸胁部及少腹部胀痛感，胃脘部胀闷不适，容易打嗝、嗳气，舌苔薄白，脉弦。

2. 气郁化火

在经历创伤性事件后，脾气变得暴躁，容易生气，情绪常不受控制，感觉胸胁部胀痛、头闷痛、口干、口苦、口中泛酸、大便干结或便秘，小便黄。舌红，苔黄，脉弦数。

3. 心脾两虚

情志所伤，担忧多虑，惊恐害怕，胸闷，心跳动不安，失眠，健忘，头晕，容易觉得疲劳，多汗，胃口不佳，面色萎黄。

舌质淡，苔薄白，脉细弱。

4. 心阴亏虚

从小体质虚弱，容易生病，在经历精神创伤后烦躁易怒，自觉心中跳动不安，心胸烦闷，失眠，头晕，手足心烦热，夜间易出汗，口干咽燥。舌红少津，苔薄，脉弦细或细数。

上述几个证型在生活中最为常见，注意判断自己的证型时抓住各证型的主要特点即可，不需要有一个证型的全部症状。

五、自我调护做起来

1. 推拿法

推拿对创伤后应激障碍者具有良好的放松调节作用，患者情绪激动时切勿立即按摩，按摩过程中遇患者疲劳或抵抗时应停止。

【推拿部位及取穴】

（1）创伤后应激障碍推拿主要在头面及颈肩部、腹部进行手法操作。

（2）取穴：印堂、神庭、睛明、攒竹、太阳、角孙、风池、肩井、中脘、气海、关元等穴。

【手法】

推法、抹法、拿法、扫散法、摩法、按揉法等。

【操作步骤】

（1）头面及颈肩部操作：①患者坐位或仰卧位，操作者先用指推法或揉法，从印堂开始向上推至神庭，往返 5～6 次。再从印堂向两侧沿眉弓至太阳穴往返 5～6 次。然后用一指禅推法沿眼眶周围治疗，往返 3～4 次。再从印堂沿鼻两侧向下经迎香沿颧骨，至两耳前，往返 2～3 次。治疗过程中以印堂、

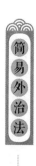

神庭、睛明、攒竹、太阳为重点。②沿上述治疗部位用双手抹法治疗，往返 5～6 次，抹时配合按睛明、鱼腰。③用扫散法在头两侧胆经循行部位治疗，配合按角孙。④从头顶开始用五指拿法，到枕骨下部改用三指拿法，配合按、拿两侧肩井。时间约 10 分钟。

（2）腹部操作：接上势，患者仰卧位，顺时针方向摩腹，同时配合按、揉中脘、气海、关元，每穴约 1 分钟。

【辨证加减】

（1）肝气郁滞：用点法或按法在太冲、行间处施术，每穴约 2 分钟；搓胁肋约 1 分钟。

（2）气郁化火：宜疏肝泄热为主，按揉风池、肝俞、胆俞、太冲、行间，双手搓两胁，以透热为佳。

（3）心脾两虚：在常规手法操作过程中加强手法的刺激，若见多梦易醒、心悸健忘者，头部五指拿法配合拿脑空、按揉缺盆穴，平推脾胃区，背部平推配合按揉心俞。

（4）心阴亏虚：指按揉肾俞、气海、关元、三阴交，每穴约 2 分钟；掌揉中脘穴 5 分钟左右，擦涌泉穴，以透热为度。

2. 艾灸法

【选穴】

主穴：百会、神门、内关、三阴交。

配穴：

肝气郁滞：肝俞、期门、合谷、太冲、行间。

气郁化火：肝俞、胆俞、曲池、行间。

心脾两虚：心俞、脾俞、中脘、气海、关元、天枢、足三里。

心阴亏虚：心俞、肾俞、三阴交、太溪、涌泉。

【操作方法】

每次可根据辨证选主穴加 1～2 配穴进行施灸。百会、神门、内关、三阴交、足三里、太溪、涌泉均采用温和灸补法，可用直径约 1.8cm 的细艾条温和灸总体时间以 20～30 分钟为宜；合谷、曲池、太冲、行间采用温和灸泻法，用直径约 3.6cm 的粗艾条（或 2 根细艾条并在一起）温和灸 10～15 分钟；中脘、气海、天枢、关元在腹部可用温灸盒进行施灸，也可用温和灸补法；心俞、肝俞、胆俞、脾俞、肾俞在背部，可用温灸盒进行施灸。如果没有时间按照治疗方案整体施灸，也可仅选百会、神门、内关、三阴交穴采用新型简易温灸筒施灸。每 1～2 日 1 次，10 次为 1 疗程。

【注意事项】

灸后可能会感觉有口渴、轻微发热或便秘等现象，通常这些感觉会逐渐自行消失，但如果症状持续，可增加两次施灸之间的间隔时间或缩短施灸时间，患者可根据自己的情况进行灵活调整。

3. 拔罐法

【选穴】

主穴：厥阴俞、心俞、肝俞、胆俞、脾俞、肾俞。

配穴：

肝气郁滞：太冲。

气郁化火：阳陵泉。

心脾两虚：中脘、气海、关元、天枢、足三里。

心阴亏虚：涌泉。

【操作方法】

首先让患者俯卧，暴露背部，在脊柱两侧的膀胱经进行走

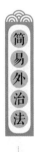

罐至皮肤潮红，然后在所选背俞穴（厥阴俞、心俞、肝俞、胆俞、脾俞、肾俞）中选2～3对穴位吸拔留罐5～15分钟。其次，让患者仰卧，在腹部任脉和带脉进行走罐至皮肤潮红，心脾两虚型在中脘、气海、关元、天枢留罐5～15分钟；暴露四肢，在内关、三阴交及根据证型所选四肢穴位上行闪罐。每周2次。（具体留罐、走罐操作方法参看上篇第三章）

【注意事项】

走罐时要用力均匀、平稳、缓慢的滑动，力度以患者能够耐受为度，拔罐后注意避风；出现罐斑后当天不要洗澡；禁食生冷、油腻、刺激性食物，防止影响脾胃运化，使邪气不能排出。其他注意事项参照上篇第三章。

4. 刮痧疗法

【选穴】

主经、主穴：膀胱经和督脉、任脉、心包经；三阴交、内关。

配经、配穴：

肝气郁滞：肝经、胆经；太冲。

气郁化火：肝经、胆经；行间。

心脾两虚：心经、脾经；足三里、阴陵泉。

心阴亏虚：心经。

【操作方法】

首先让患者俯卧，由上向下刮拭疏通背部膀胱经第一侧线及督脉；然后患者取仰卧位刮任脉和心包经，任脉从上脘穴向下刮至中脘穴、下脘穴，从气海穴向下刮至关元穴、中极穴（任脉），中间绕开肚脐；最后对患者所属证型的配经配穴进行刮拭。心包经、心经、肝经、胆经、脾经均只刮肘膝关节以下

部分，在上述所选穴位上进行重点刮拭或点压、按揉。（具体操作方法和要求可参见上篇第四章）

【注意事项】

刮痧时，每个部位刮 20 ～ 30 次，见皮肤毛孔张开皮肤发热为度，不必强求皮肤出现紫红色痧。其他注意事项参照上篇第四章。

5. 耳穴疗法

【选穴】

主穴：皮质下、神门、交感、心、肾，见图 13-1。

配穴：

各证型如无禁忌均可采用耳尖强刺激按压镇静安神。

肝气郁滞：胸胁部及少腹部胀痛感，胃脘部胀闷不适加胃、脾。

气郁化火：脾气暴躁，容易生气，情绪不受控制，头闷痛加肝、轮 4 强刺激按压；大便干结或便秘，小便黄加大肠、内分泌、垂前。

心脾两虚：健忘、头晕、容易疲劳加肾上腺；胃口不佳加脾、胃。

心阴亏虚：自觉心跳动不安，心胸烦闷加耳背心。

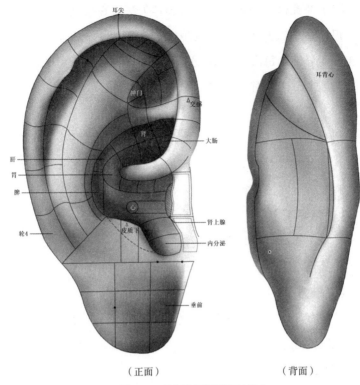

耳尖

神门

肾

肝
胃
脾

轮4

坐缘

大肠

肾上腺

皮质下

内分泌

垂前

耳背心

（正面）

（背面）

◎ 图 13–1　创伤后应激障碍耳穴选穴

【具体操作】

（1）按摩法：首次操作先进行耳郭按摩，具体见总论部分。

（2）耳穴压丸法：每次选主穴加配穴 5～8 个，将耳穴贴贴敷于耳穴上，并适当按压，有发热、胀痛感。每天可按压数次，3～5 天可更换 1 次。孕妇按压宜轻，习惯性流产者慎用。

按压方法：

强刺激按压法：具体操作同前。适用于本病辨证为肝气瘀滞、气郁化火的患者。

弱刺激按压法：具体操作同前。适用于本病心脾两虚、心阴亏虚的患者。

（3）耳灸法：心脾两虚型可选耳灸法可在按摩后予耳部艾灸，根据症状选择主穴及辨证取穴中选 2～3 个穴位，每个穴位 3～4 分钟，每次 5～10 分钟至自觉耳朵发热发红为度，同时注意施灸距离，避免烫伤。

（4）耳穴刮痧法：参照上篇第五章相应内容进行操作。涂抹润滑介质后，先由下而上，由内而外顺序刮拭整个耳郭，用力宜均匀适中，使耳郭充血发热，然后根据患者实际情况选取主穴和辨证配穴进行重点刮拭，每穴刮拭 25 次左右。

【注意事项】

详见上篇第五章耳穴疗法注意事项。

6.药浴

【基础方】

炒柴胡 15g，合欢皮 30g，石菖蒲 20g，艾叶 50g，酸枣仁 30g，郁金 20g，丹参 20g。

【药浴方法】

全身浴或足浴皆可，全身浴每周 1～2 次，足浴可每天或隔天一次，7 次为一个疗程，每次 20～30 分钟，或泡至微微汗出即可，不可出现大汗淋漓的情况，以免汗出过多，耗伤气血。在药浴的过程中，可配合太冲穴、神门穴按揉，每穴各按揉 1～2 分钟，以增强疏肝解郁的疗效。

【注意事项】

详见上篇第六章中药浴注意事项。

六、生活小贴士

1. 了解创伤后应激障碍的知识。请明白你不是孤立无援的、脆弱的或失常的人；你的反应是人类对于灾难的正常应激功能。

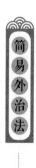

2. 和亲人、朋友、医生讲述你的感受和症状。

3. 与其他的创伤后应激障碍患者建立联系，彼此支持。

4. 能够意识到自己出现了紧张的症状。

5. 使用洗澡、听音乐、深呼吸、沉思、做瑜伽、祈祷或锻炼的方式来放松。

6. 你也可以更投入地工作，或参与社区活动，转移注意力。

7. 不能靠喝酒、吸毒、吸烟等方式来逃避创伤。

8. 健康饮食、饮水。

9. 保证足够睡眠。

10. 创伤后应激障碍或抑郁的患者可能有自杀的念头，当你有这种念头时，要及时告诉你信任的家人、朋友或医生。有的地区已有自杀干预热线。请一定使用这些帮助。

11. 当一种方法不再有效控制你的症状时，你应该向专业人士寻求帮助。

第八章

消化系统溃疡

一、什么是消化系统溃疡

消化系统溃疡是指在各种致病因素的作用下，消化系统黏膜发生炎性反应与坏死、脱落、形成溃疡，溃疡的黏膜坏死缺损穿透黏膜肌层，严重者可达固有肌层或更深。病变可发生于食管、胃或十二指肠，也可发生于胃空肠吻合口附近或含有胃黏膜的麦克尔憩室内，其中以胃、十二指肠溃疡最常见。

二、西医学对消化系统溃疡的认识

消化系统溃疡是临床常见病、多发病，本病的发作与性别、年龄、季节等因素密切相关，男性患病率高于女性，中老年（51～60 岁年龄段）发病率高，秋冬季节易发病。临床多表现为慢性、周期性、节律性的上腹部疼痛，疼痛可表现为钝痛、灼痛、胀痛或饥饿痛。胃溃疡的腹痛多发生于餐后 1 小时以内，而十二指肠溃疡的腹痛则常发于空腹时或夜间痛，进餐则缓解。部分患者仅表现为上腹胀闷、上腹部不适、厌食、嗳气、反酸等消化不良症状。还有一类无症状性溃疡，无腹痛或消化不良症状，而以消化道出血、穿孔等为首发症状。

本病发生的常见病因有胃酸及胃蛋白酶分泌过多、幽门螺杆菌感染、非甾体类抗炎药等药物因素、长期精神紧张或焦虑或抑郁等精神因素、大量饮酒或长期吸烟等不良生活习惯因素、遗传易感性等。部分患者为继发性的溃疡。治疗方法有针对病因的口服药物、健康教育、内镜治疗及外科手术治疗等。但临床上，消化性溃疡常多反复发作、疗程较长，需要长期反复服药，口服药物过多、过久则会损伤胃黏膜，而手术治疗后又会出现胃出血等严重并发症。若治疗不当或长期不治疗可有出血、穿孔、癌变等并发症或其他病证。长期反复发作消化性溃疡的患者易影响睡眠质量，更易并发焦虑、抑郁等精神疾病，进而影响社会生活关系。

三、中医学对消化系统溃疡的认识

本病属于中医学胃痛的范畴，又叫胃脘痛，是指胃脘部近心窝处疼痛为主症的疾病。胃痛的发生与外感邪气、内伤情志、饮食不节、素体虚弱、久病体虚等因素相关，其病机总属胃气郁滞，胃失和降，不通则痛，病变发生的部位在胃，与肝、脾关系最为密切。中医学认为脾胃为后天之本，气血生化之源，居于人体的中焦（即中部），二者的功能一升一降，升降调和则气血生化有源，人体康健，胃气以通降为顺，若受寒或过食冰冷之物、情绪抑郁或暴怒、饮食不节制或不洁净、体质较弱等均会影响胃气的功能，使胃气不降而作痛。若胃痛日久失治或治疗不当则缠绵难愈，或日渐加重，或变生他证，严重者可影响患者的生活质量，甚至会危及生命。故而胃痛发作应及早治疗，平素应注重个人保养，加以防治，未病先防、既病防变（即预防为主，若已病者则防止加重）。

四、中医学中消化系统溃疡的分型

中医根据本病的病因病机将消化系统溃疡分为肝气犯胃、肝胃郁热、湿热中阻、脾胃虚寒、瘀血停滞五型。临床上证型常常错综复杂，有的甚至会几个证型相间而发，可根据具体症状选择一个或多个证型进行自我调护。

1. 肝气犯胃型

胃脘胀气疼痛或疼痛位置走窜不定，疼痛牵引腹部两侧肋骨，与情绪波动有相关性，心情郁闷或发怒等可诱发或加重，伴胸闷，喜欢叹气或不经意间常有叹息声，矢气、嗳气可使疼痛减轻，舌淡苔白。

2. 肝胃郁热型

胃脘部灼热疼痛，总有烧心的感觉，或伴有两侧胁肋部胀气疼痛、或伴有烦躁、容易发怒，胃内烦热，口中常泛酸水，口干口苦，饮水量多，舌质红苔黄。

3. 湿热中阻型

胃脘部有烧灼感，口中常泛酸水，腹胀憋闷，常觉口渴，但又不想饮水或饮水量少，恶心、纳呆食少，大便黏腻不畅，经常粘在马桶上而不易冲洗干净，小便色黄，舌质红苔黄厚腻。

4. 脾胃虚寒型

胃脘部隐隐作痛，疼痛轻微，持续不停或时痛时好，空腹、劳累、受凉后易发作或加重，饮食、休息、保暖有助缓解，喜欢温暖食物，喜饮热水和揉腹，口中常泛清水稀痰且量多，可有睡觉之时不自觉的流口水，常自觉神疲乏力，精神倦怠，四肢末端冰冷，饮食量少，大便偏稀或不成形，舌质淡苔薄白。

5. 瘀血停滞型

胃脘部疼痛日久，迁延不愈，疼痛如针刺之感，疼痛位置固定，按压时疼痛加重，饮食后或夜间疼痛加剧，严重者可见呕血或大便色黑，舌质紫暗或有瘀点、瘀斑。

五、自我调护做起来

1. 推拿法

推拿具有健脾和胃、调节肠胃功能的作用，消化系统溃疡可以通过推拿进行调护。

【推拿部位及取穴】

（1）消化系统溃疡推拿主要在躯干部、四肢部进行手法操作。

（2）取穴：中脘、气海、关元、天枢、脾俞、胃俞、足三里、太冲、合谷。

【手法】

摩法、按揉法、点按法和擦法等。

【操作步骤】

（1）躯干部操作：①患者取仰卧位，操作者一手手掌面或大鱼际顺时针摩胃脘部及肚脐四周3～5分钟，自觉腹部皮肤透热或自觉腹部柔软为度；同时以食指或中指按揉中脘、气海、天枢、关元等穴，每穴1～3分钟。②接上势，患者取俯卧位，操作者以拇指按揉脾俞、胃俞等穴，每穴2分钟，再以小鱼际或掌根横擦双侧脾俞和胃俞，以局部透热为度。

（2）四肢部操作：以拇指或食指分别点按足三里、三阴交、太冲、合谷等穴，每穴1分钟。

【辨证加减】

（1）肝气犯胃：按揉膻中、章门、期门、梁丘等穴位，着重按揉膻中，然后用手掌搓揉胁肋部至透热为止。肝胃郁热型在上方的基础上加揉阳陵泉、公孙、内庭穴。

（2）肝胃郁热：按揉膻中、章门、期门、梁丘等穴位，着重按揉期门、梁丘，然后用手掌搓揉胁肋部至透热为止，加揉阳陵泉、公孙、内庭穴。

（3）湿热中阻：按揉脾俞、足三里、三阴交、关元、天枢、丰隆、阴陵泉、梁丘等穴位，着重按揉阴陵泉、天枢、丰隆穴。

（4）脾胃虚寒：按揉脾俞、胃俞、内关、梁丘等穴位，着重按揉梁丘，或双手向后，用手掌摩擦背腰部脊柱两侧膀胱经至透热为止。

（5）瘀血停滞：按揉膈俞、血海、内关、公孙等穴位，每个穴位按揉1～2分钟。

2. 艾灸法

【选穴】

主穴：中脘、下脘、天枢、足三里。

配穴：

肝气犯胃：加太冲、期门、梁门、梁丘。

肝胃郁热：加阳陵泉、内关、公孙、内庭。

湿热中阻：加水道、阴陵泉、内关、公孙。

脾胃虚寒：加胃俞、脾俞、血海、梁丘。

瘀血停滞：加局部阿是穴、膈俞、血海、内关、公孙。

【操作方法】

每次可根据辨证选主穴加1～2配穴进行施灸。其中中脘、天枢、足三里、下脘、梁门、内关均采用温和灸补法，可用直径约 1.8cm 的细艾条温和灸总体时间以 20 ～ 30 分钟为宜；期门、阴陵泉、梁丘、血海、水道、太冲、行间、内庭、公孙采用温和灸泻法，用直径约 3.6cm 的粗艾条（或 2 根细艾条并在一起）温和灸 10 ～ 15 分钟；中脘、下脘、梁门、天枢在腹部可用温灸盒进行施灸，也可用温和灸补法；膈俞、脾俞、胃俞在背部，可用温灸盒进行施灸。如果没有时间按照治疗方案整体施灸，也可仅选中脘、天枢、足三里穴采用新型简易温灸筒施灸。但胃部烧灼感或反酸的患者不宜灸足三里。每 1 ～ 2 日 1 次，10 次为 1 疗程。

【注意事项】

灸后可能会感觉有口渴、轻微发热或便秘等现象，通常这些感觉会逐渐自行消失，但如果症状持续，可增加两次施灸之间的间隔时间或缩短施灸时间，患者可根据自己的情况进行灵活调整。

3. 拔罐法

【选穴】

主穴：肝俞、脾俞、胃俞、肾俞、大肠俞、中脘、关元、天枢、足三里。

配穴：

肝气犯胃：加太冲、阳陵泉。

肝胃郁热：加阳陵泉。

湿热中阻：加阴陵泉。

脾胃虚寒：加上巨虚、丰隆。

瘀血停滞：加膈俞、血海。

【操作方法】

首先让患者俯卧，暴露背部，在脊柱两侧的膀胱经进行走罐至皮肤潮红，然后在所选背俞穴（如脾俞、大肠俞、肝俞、肾俞、胃俞）中选2～3对穴位吸拔留罐5～15分钟。让患者仰卧，在腹部任脉和带脉进行走罐至皮肤潮红，在中脘、关元及双侧天枢穴留罐5～15分钟。选用的四肢部穴位（足三里、丰隆、阳陵泉、阴陵泉、太冲、上巨虚）用闪罐法至皮肤潮红。每周2次。（具体留罐、走罐、闪罐操作方法参看上篇第三章）

【注意事项】

走罐时要用力均匀、平稳、缓慢的滑动，力度以患者能够耐受为度，拔罐后注意避风；出现罐斑后当天不要洗澡；禁食生冷、油腻、刺激性食物，防止影响脾胃运化，使邪气不能排出。其他注意事项参照上篇第三章。但溃疡活动期有出血征象时不宜拔罐。

4. 刮痧疗法

【选穴】

主经、主穴：膀胱经和督脉、任脉、脾经、胃经；公孙、内关。

配经、配穴：

肝气犯胃：肝经、胆经；太冲、梁丘。

肝胃郁热：肝经、胆经；阳陵泉、内庭。

湿热中阻：曲池、阴陵泉。

脾胃虚寒：足三里、梁丘。

瘀血停滞：加局部阿是穴、膈俞、血海。

【操作方法】

首先让患者俯卧，由上向下刮拭疏通背部膀胱经第一侧线及督脉；然后患者取仰卧位刮任脉，任脉从上脘穴向下刮至中脘穴、下脘穴，从气海穴向下刮至关元穴、中极穴（任脉），中间绕开肚脐；最后对患者所属证型的配经配穴进行刮拭。脾经、胃经、肝经、胆经均只刮肘膝关节以下部分，在上述所选穴位上进行重点刮拭或点压、按揉。（具体操作方法和要求可参见上篇第四章）

【注意事项】

刮痧时，每个部位刮 20 ～ 30 次，见皮肤毛孔张开皮肤发热为度，不必强求皮肤出现紫红色痧。其他注意事项参照上篇第四章。

5. 耳穴疗法

【选穴】

主穴：胃、脾、十二指肠、交感、皮质下，见图 14-1。

辨证配穴：

肝气犯胃：心情郁闷或发怒加肝强刺激按压，口干口苦、胃内灼热等症状加胆、三焦强刺激按压。

肝胃郁热：加肝、三焦、胆强刺激按压。

湿热中阻：胃脘部胀满疼痛而拒按，按则疼痛加重，打嗝，口气酸臭，饮食量减少或食欲降低，或见呕吐不消化食物加交感强刺激按压；伴有恶心、口中泛酸水等症状加肝、胆强刺激按压；见排便异常可加大肠、小肠。

脾胃虚寒：胃脘部隐隐作痛，进食寒凉、天气变化痛重、得温痛减，时痛时好，或似饥非饥或饥不欲食，空腹、劳累易发作或加重，可伴有睡觉之时不自觉的流口水、自觉精神不佳容易疲劳加肾、肾上腺。

瘀血停滞：可加膈（耳中）、肾上腺、大肠、缘中等穴。

【具体操作】

（1）按摩法：首次操作先进行耳廓按摩，具体见上篇第五章。

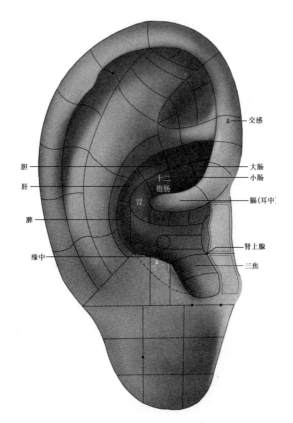

◎ **图 14-1 消化系统溃疡耳穴选穴**

（2）耳穴压丸法：将耳穴贴贴敷于耳穴上，并适当按压，有发热、胀痛感。每天可按压数次，3～5天可更换1次。孕妇按压宜轻，习惯性流产者慎用。

强刺激按压法：适用于本病辨证为肝气犯胃、肝胃郁热、湿热中阻、瘀血停滞的患者。

弱刺激按压法：适用于本病脾胃虚寒的患者。

（3）耳灸法：脾胃虚寒型、瘀血停滞型可选耳灸法可在按摩后予耳部艾灸，根据症状选择主穴及辨证取穴中选2～3个穴位，每个穴位 3 ～ 4 分钟，每次 5 ～ 10 分钟至自觉耳朵发热发红为度，同时注意施灸距离避免烫伤。

（4）耳穴刮痧法：参照上篇第五章相应内容进行操作。涂抹润滑介质后，先由下而上，由内而外顺序刮拭整个耳郭，用力宜均匀适中，使耳郭充血发热，然后根据患者实际情况选取主穴和辨证配穴进行重点刮拭，每穴刮拭 25 次左右。

【注意事项】

以上各型患者若出现呕血或大便色黑出血量多者，建议就医治疗。其余注意事项详见上篇第五章。

6. 药浴

【基础方】

木香 15g，香附 15g，佛手 20g，艾叶 50g，石菖蒲 20g，佩兰 15g，丹参 20g。

辨证加减：

肝气犯胃：加青皮 15g，薄荷 15g。

肝胃郁热：加柴胡 15g，大黄 15g。

湿热中阻：加藿香 15g，黄连 15g。

脾胃虚寒：加白术 15g，生姜 15g。

瘀血停滞：加蒲黄 15g，延胡索 15g。

六、生活小贴士

1. 保持良好的饮食习惯，定时定量食用三餐，可少量多餐。

2. 空腹时不吃寒凉和过于辛辣刺激的食物（如水果、冷饮、辣椒、酒、浓茶、咖啡等）。

3. 用餐七八分饱即可，避免暴饮暴食，尽量不吃夜宵。

4. 合理调整膳食结构，荤素搭配，避免挑食，多吃新鲜蔬菜水果、高蛋白、富含膳食纤维食物，多吃细软食物，少吃煎炸、黏腻、腌制等不易消化的食物。

5. 从冰箱里拿出来的东西不宜立即食用，可先在常温环境下放置一段时间后再吃。

6. 吃饭时尽量少说话、不看书报、手机、电视，宜在室内用餐，避免在室外或迎风用餐，以免空气进入胃肠而影响消化。

7. 尽量多选用蒸、煮、闷等烹饪方法。

8. 用餐速度不宜过快，宜细嚼慢咽，食物温度不宜过高。

9. 保持充足的睡眠，避免熬夜。

10. 保持心情愉快，有助消化，尤其用餐时不宜生气。

11. 餐后半小时可进行适当的运动（如散步），有利于促进胃肠的蠕动，有助于消化吸收，不可过分疲劳。餐后胃脘部避免吹风受凉。

12. 建议戒烟限酒。

第九章

肠易激综合征

一、什么是肠易激综合征

肠易激综合征是一种以腹痛或腹部不适，并伴排便习惯改变的功能性肠病。疼痛部位多为下腹部或左下腹，且在排便或排气后缓解。随着生活水平的提高，饮食结构和生活习惯的改变以及环境的变化，患病率呈逐年增加的趋势，是消化科的常见病和多发病。

二、西医学对肠易激综合征的认识

肠易激综合征起病隐匿，症状反复发作且病程长，但全身健康状况却不受太大影响，因此常常被人忽视。在我国成人患病率为 10% 左右，以中青年居多，男女比例 1∶2。精神、饮食等因素常诱使症状复发或加重。

根据罗马Ⅳ标准，肠易激综合征典型的临床表现为反复发作的腹痛，最近 3 个月内每周至少发作 1 天，伴有以下 2 项或 2 项以上特征：①与排便有关。②发作时伴有排便频率改变。③发作时伴有粪便性状（外观）改变。诊断前症状出现至少 6 个月，近 3 个月持续存在。

根据患者的主要异常排便习惯，肠易激综合征可以分为四个亚型：①腹泻型：常排便较急，粪便呈糊状或稀水样，一般每日3～5次左右，严重时可达十余次。②便秘型：常有排便困难，粪便干结、量少，呈羊粪状或细杆状，常伴腹胀、排便不干净感，部分患者同时有消化不良症状和失眠、焦虑、抑郁、头昏、头痛等精神症状。③混合型：患者腹泻与便秘交替发生。④不定型：满足肠易激综合征的诊断标准但排便习惯不符合上面三个任何一个，这一亚型并不常见，其原因可能是频繁改变饮食或药物，或无法停止使用对胃肠道运动有影响的药物。在我国肠易激综合征以腹泻型为主。

该病的病因和发病机制尚不清楚，目前认为是多种因素和多种发病机制共同作用的结果，包括：①胃肠动力学异常：研究显示肠易激综合征患者对各种生理性或非生理性刺激的动力学反应过强，并呈反复发作特点。②内脏感觉异常：研究显示肠易激综合征患者对胃肠道充盈扩张、肠平滑肌收缩等生理现象敏感性增强，易产生腹胀腹痛。③肠道感染治愈后：研究发现其发病与感染的严重性及应用抗生素时间均有一定相关性。④胃肠道激素：研究还发现某些胃肠道肽类激素如缩胆囊素等可能与肠易激综合征症状有关。⑤精神心理障碍：大量调查表明，肠易激综合征患者焦虑、抑郁积分显著高于正常人，对应激反应更敏感和强烈，更易发生应激事件。

三、中医学对肠易激综合征的认识

根据肠易激综合征的主要临床表现，属于中医学"泄泻""便秘""腹痛"范畴。以腹痛、腹部不适为主症者，应属于"腹痛"范畴，可命名为"腹痛"；以大便粪质清稀为主症者，应属于"泄泻"范畴，可命名为"泄泻"；以排便困难、粪便干结为主症者，应属于"便秘"范畴，可命名为"便秘"。

肠易激综合征的发病基础多为先天禀赋不足和（或）后天失养，情志失调、饮食不节、感受外邪等是主要的发病诱因。肠易激综合征的病位在肠，主要涉及肝、脾（胃）、肾等脏腑，与肺、心也有一定的关系。

肠易激综合征发病的3个主要环节：脾胃虚弱和（或）肝失疏泄是肠易激综合征发病的重要环节，肝郁脾虚是导致肠易激综合征发生的重要病机，脾肾阳虚、虚实夹杂是导致疾病迁延难愈的关键因素。诸多原因导致脾失健运，运化失司，形成水湿、湿热、痰瘀、食积等病理产物，阻滞气机，导致肠道功能紊乱；肝失疏泄，横逆犯脾，脾气不升则泄泻；若腑气通降不利则腹痛、腹胀；肠腑传导失司则便秘；病久则脾肾阳虚，虚实夹杂。

四、中医学中肠易激综合征的分型

除主要症状均有反复或交替出现的腹泻、便秘伴腹胀、腹痛及大便性状异常，不同证型还有不同表现。

1. 肝郁脾虚

腹部疼痛或腹胀，伴腹泻或排便不畅，便后腹痛减轻，发作多与情绪相关，平时急躁易怒，或喜欢叹气，精神疲倦乏力，胃口差，或有两侧肋骨处胀痛。舌质淡胖，可有齿痕，苔薄白，脉弦细。

2. 脾肾阳虚

早晨起床时经常出现腹部疼痛，伴腹泻或大便干、排便困难，平时感觉腹部冷痛，感受温热后疼痛减轻，手脚冷，胃口差，或感觉腰和膝盖酸软。舌质淡胖，苔白滑，脉沉细。

3.脾胃湿热

腹部疼痛伴腹泻，腹泻急迫但排出不畅或感觉排便不尽，大便气味臭，或有感觉肛门灼热，平时自觉口干口苦或口臭。舌质红，苔黄腻，脉濡数或滑数。

4.肠道燥热

小腹胀痛，大便干伴排出困难，便如羊屎球状，平时自觉口干或口臭。舌红，苔黄少津，脉数。

上述几个证型在生活中最为常见，注意判断自己的证型时抓住各证型的主要特点即可，不需要有一个证型的全部症状。

五、自我调护做起来

1.推拿法

肠易激综合征病位主要在大肠，涉及脾、胃、肝、肾等多个脏腑，多属虚实夹杂，推拿调护应该根据其具体情况进行操作，主要以补脾疏肝和胃为治疗原则。

【推拿部位及取穴】

（1）肠易激综合征推拿主要在胁肋部、腹部、背部及下肢部进行手法操作。

（2）取穴：神阙、气海、关元、中脘、章门、期门、足三里、三阴交、太冲穴、上巨虚、下巨虚、地机、天枢、支沟等穴。

【手法】

指推法、摩法、振法、擦法、搓法、点按法、拿法、揉法、推法、捏脊等手法。

【操作步骤】

（1）胁肋部操作：①取仰卧位，以掌根大鱼际在双侧胁肋从内到外进行推揉放松2～3分钟。②以拇指螺纹面点按及轻揉章门、期门等穴2～3分钟。③再以掌根大鱼际或侧掌小鱼际沿双侧肋间隙来回擦动，以透热为度。

（2）腹部操作：①取仰卧位，先用五指掌面及掌心在腹部反复摩擦，重点施于胃脘部，约5分钟。②在腹部及任脉各腧穴（神阙、天枢、气海、关元、中脘等穴）行轻柔地点按揉刺激，3～5分钟，以达气机通顺。③以手掌在腹部及任脉各腧穴（神阙、天枢、气海、关元、中脘等穴）行小幅度快速的震颤以扶助正气。④以指推法在腹部来回放松3～5分钟。⑤以拇指或掌根沿腹部中线从上到下反复推揉3～5分钟。⑥最后以掌根擦腹部结束（透热为度）。

（3）背部操作：①沿着督脉的循行路线即后背正中线从尾骨正中部至第7颈椎棘突上用㨰法或指推法反复推拿放松3～5分钟。②继续在足太阳膀胱经两侧线上行揉法、点按法6～8分钟。③沿着后背正中线，用拇指指腹与食指、中指指腹对合，夹持脊柱两旁肌肤，拇指在后，食指、中指在前，然后食指、中指向后捻动，拇指向前推动，捻三次提一次，从尾骨正中部操作至第7颈椎棘突。④最后对双肝俞、双脾俞、双肾俞进行重点点按8～10次。

（4）下肢部操作：①先用双手拇指和其余四指相对用力在双下肢部进行㨰法、揉法、指推法等手法，时间约5分钟。②点按地机、血海、足三里、三阴交、太冲、上巨虚、下巨虚，每穴1分钟。③最后拍打双下肢结束。

【辨证加减】

（1）肝郁脾虚：①以拇指螺纹面点按及轻揉行间、太冲、中脘、气海、关元、足三里、三阴交等穴，刺激量以患者耐受为度，每穴1分钟。②以掌根大鱼际在双侧胁肋从内到外进行推揉放松2～3分钟。③逆时针摩腹（五指掌面及掌心在腹部反复摩擦），重点在胃脘部。④至下腹部时，则按顺时针方向进行。

（2）脾肾阳虚证：①以拇指螺纹面点按及轻揉气海、关元，刺激量宜轻柔，每穴2分钟。②直擦背部督脉，横擦腰部肾俞、命门及八髎，以透热为度。

（3）脾胃湿热：①以拇指螺纹面点按及轻揉中脘、天枢、曲池、内庭、丰隆、足三里、内关、公孙，每穴约2分钟。②顺时针摩腹（五指掌面及掌心在腹部反复摩擦）。

（4）肠道燥热：①以拇指螺纹面点按曲池、天枢、合谷、支沟，每穴约30秒，刺激量宜重。②下腹部顺时针摩腹（五指掌面及掌心在腹部反复摩擦）3～5分钟，速度宜快，不产生热量。

2. 艾灸法

【选穴】

主穴：中脘、天枢、大肠俞。

配穴：

肝郁脾虚：加期门、足三里、三阴交、行间、太冲。

脾肾阳虚：加气海、关元、肾俞、命门、八髎。

脾胃湿热：加丰隆、曲池、内庭、公孙。

肠道燥热：加支沟、合谷、三阴交、涌泉。

【操作方法】

每次可根据辨证选主穴加1～2配穴进行施灸。其中中脘、天枢、足三里、气海、关元、三阴交均采用温和灸补法，可用直径约 1.8cm 的细艾条温和灸，总体时间以 20 ～ 30 分钟为宜；期门、曲池、合谷、丰隆、太冲、行间、内庭、公孙、涌泉采用温和灸泻法，用直径约 3.6cm 的粗艾条（或 2 根细艾条并在一起）温和灸 10 ～ 15 分钟；中脘、天枢、气海、关元在腹部可用温灸盒进行施灸，也可用温和灸补法；肾俞、大肠俞、八髎穴在背部，可用温灸盒进行施灸；如果没有时间按照治疗方案整体施灸，也可仅选中脘、天枢、足三里穴采用新型简易温灸筒施灸。每 1 ～ 2 日 1 次，10 次为 1 疗程。

【注意事项】

灸后可能会感觉有口渴、轻微发热或便秘等现象，通常这些感觉会逐渐自行消失，但如果症状持续，可增加两次施灸之间的间隔时间或缩短施灸时间，患者可根据自己的情况进行灵活调整。

3. 拔罐法

【选穴】

主穴：肝俞、脾俞、胃俞、肾俞、大肠俞、中脘、关元、天枢。

配穴：

肝郁脾虚：加阳陵泉、阴陵泉。

脾肾阳虚：加足三里。

脾胃湿热：加阴陵泉、丰隆。

肠道燥热：加上巨虚、下巨虚。

【操作方法】

首先让患者俯卧，暴露背部，在脊柱两侧的膀胱经进行走罐至皮肤潮红，然后在所选背俞穴（肝俞、脾俞、胃俞、肾俞、大肠俞）中选 2～3 对穴位吸拔留罐 5～15 分钟。让患者仰卧，在腹部任脉和带脉进行走罐至皮肤潮红，在中脘、关元及双侧天枢穴留罐 5～15 分钟。选用的四肢部穴位（足三里、丰隆、阳陵泉、阴陵泉、上巨虚、下巨虚）用闪罐法至皮肤潮红。每周 2 次。（具体留罐、走罐、闪罐操作方法参看上篇第三章）

【注意事项】

走罐时要用力均匀、平稳、缓慢的滑动，力度以患者能够耐受为度，拔罐后注意避风；出现罐斑后当天不要洗澡；禁食生冷、油腻、刺激性食物，防止影响脾胃运化，使邪气不能排出。其他注意事项参照上篇第三章。

4. 刮痧疗法

【选穴】

主经、主穴：膀胱经和督脉、任脉、心包经、脾经、胃经；内关、足三里。

配经、配穴：

肝郁脾虚：肝经、胆经；阴陵泉。

脾肾阳虚：肾经；太溪。

脾胃湿热：三焦经；阴陵泉。

肠道燥热：三焦经；内庭。

【操作方法】

首先让患者俯卧，由上向下刮拭疏通背部膀胱经第一侧线及督脉；然后患者取仰卧位刮任脉和心包经，任脉从上脘穴向下刮至中脘穴、下脘穴，从气海穴向下刮至关元穴、中极穴（任脉），中间绕开肚脐；最后对患者所属证型的配经配穴进行刮拭。心包经、肝经、胆经、脾经、胃经、肾经、三焦经均只刮肘膝关节以下部分，在上述所选穴位上进行重点刮拭或点压、

按揉。（具体操作方法和要求可参见上篇第四章）

【注意事项】

刮痧时，每个部位刮20～30次，见皮肤毛孔张开皮肤发热为度，不必强求皮肤出现紫红色痧。其他注意事项参照上篇第四章。

5. 耳穴疗法

【选穴】

主穴：大肠、小肠、肝、脾、内分泌，见图15-1。

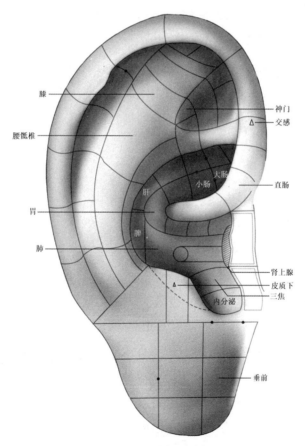

◎ **图15-1 肠易激综合征耳穴选穴**

便秘型：加垂前、直肠、三焦、皮质下。

腹泻型：加直肠、胃、交感、皮下质。

辨证配穴：

肝郁脾虚：精神疲倦乏力加用神门、交感强刺激手法。

脾肾阳虚：早晨起床时经常出现腹部疼痛，伴腹泻或大便干、排便困难加直肠，自觉腰、膝盖酸软加神门、腰、膝。

脾胃湿热：腹泻急迫但排出不畅或感觉排便不尽加用三焦、肺，平时自觉口干口苦或口臭加用胆强刺激手法。

肠道燥热：小腹时胀痛、大便干结伴排出困难加用三焦。

【具体操作】

（1）按摩法：首次操作先进行耳郭按摩，具体见总论部分。

（2）耳穴压丸法：每次选主穴加配穴5～8穴，将耳穴贴贴敷于耳穴上，并适当按压，有发热、胀痛感。每天可按压数次，3～5天可更换1次。孕妇按压宜轻，习惯性流产者慎用。

按压方法：

强刺激按压法：按压手法稍重，适用于本病辨证为肝郁脾虚、脾胃湿热、肠道燥热的患者。

弱刺激按压法：按压手法宜轻柔，适用于本病脾肾阳虚的患者。

（3）耳灸法：脾肾阳虚可选耳灸法可在按摩后予耳部艾灸，根据症状选择主穴及辨证取穴中选2～3个穴位，每个穴位3～4分钟，每次5～10分钟至自觉耳朵发热发红为度，同时注意施灸距离，避免烫伤。

（4）耳穴刮痧法：参照上篇第五章相应内容进行操作。涂抹润滑介质后，先由下而上，由内而外顺序刮拭整个耳郭，用力宜均匀适中，使耳郭充血发热，然后根据患者实际情况选取主穴和辨证配穴进行重点刮拭，每穴刮拭 25 次左右。

【注意事项】

（1）肠易激综合征患者耳穴压丸治疗可作为日常及发病时的常规治疗，尤其侧重日常的常规调理。

（2）其余注意事项详见上篇第五章。

6. 药浴

【基础方】

木香 15g，香附 15g，佛手 20g，石菖蒲 30g，艾叶 50g，白术 20g。

辨证加减：

肝郁脾虚：加白芍 30g，茯苓 30g。

脾肾阳虚：加干姜 10g，肉桂 10g，小茴香 15g，丁香 15g。

脾胃湿热：加陈皮 15g，金银花 15g，黄连 15g。

肠道燥热：加火麻仁 30g，大黄 15g，厚朴 20g，芒硝 15g，枳实 15g。

【药浴方法】

全身浴或足浴皆可，全身浴每周 1～2 次，足浴可每天或隔天一次，7 次为一个疗程，每次 20～30 分钟，或泡至微微汗出即可，不可出现大汗淋漓的情况，以免汗出过多，耗伤气血。在药浴的过程中，可配合太冲穴、公孙穴按揉，每穴各按揉 1～2 分钟，以增强健脾疏肝、调畅气机的疗效。

【注意事项】

详见上篇第六章。

六、生活小贴士

1. 戒烟戒酒少饮浓茶。烟草中含有尼古丁，可兴奋交感神经，进而抑制胃肠道运动，引起胃肠功能紊乱，而饮酒、饮茶可以破坏肠道上皮细胞，造成肠黏膜损伤，引起肠道运动及吸收障碍，会诱发或加重肠易激综合征患者的胃肠道症状。

2. 保持良好的早餐习惯，平时少食用生冷和辛辣食物。有研究显示有良好早餐习惯的人群本病发病率同无早餐习惯人群相比明显降低；而生冷食物和辛辣食物均可刺激胃肠道，增加其神经敏感性，诱发胃肠道功能紊乱。

3. 保持充足的睡眠和适当的运动。充足的睡眠除了身体放松休息外，也让胃肠道处于休息状态，有助于胃肠道功能的恢复；适当的运动可以改善体质，保持良好的身体状态，提高免疫力，减少感染的发生，同时也可以帮助调节胃肠道功能。

4. 注意保暖。寒冷的刺激可能使交感神经兴奋，引起胃肠道功能紊乱，因此天冷的时候容易发生胃肠道感染而诱发肠易激综合征症状。

5. 心理调节。首先正确的认识该疾病，肠易激综合征的本质是一种功能性肠病，因此不要太担心，多与医生沟通交流，坚持治疗；其次学会减轻压力，放松心情，工作之余做一些感兴趣的事情，多与周围的朋友交流、相处，保持良好的心态。如果已经出现了精神心理障碍的临床表现（包括焦虑、抑郁和躯体化症状等），要及时咨询心理专科医生。

第十章

更年期综合征

一、什么是更年期综合征

更年期综合征一般指女性更年期综合征，也称"围绝经期综合征"，是女性在绝经前后，由于性激素含量的减少导致的一系列精神及躯体表现，如月经紊乱（月经周期不规则、经期延长及经量增多或减少），潮热盗汗，注意力不集中，情绪波动大，心烦易怒，情绪急躁，经常出现焦虑不安或情绪低落，心悸，失眠或健忘，大便稀溏，皮肤感觉异常，头晕，腰酸等，还可能伴随出现一系列生理变化，如泌尿生殖道萎缩，出现阴道干涩、阴道及尿路反复感染等。女性更年期综合征多见于44～54岁的女性，近年来有发病年龄提早、发病率上升的趋势。一些女性因为疾病切除子宫，或患有子宫结核等疾病的女性，会提前出现类似更年期综合征的症状。

其实男性也会出现"更年期综合征"，医学界称之为"中老年男性雄激素部分缺乏综合征"或"迟发性性腺功能减退"。男性"更年期综合征"多见于51～61岁，表现为性能力和性欲下降、紧张、易怒、情绪易波动、记忆力下降、注意力不集中、兴趣缺乏、渴望独处、沮丧、消沉、心悸、疲惫、睡眠障碍等症状，甚至有少数自杀案例，严重程度因人而异。

二、西医学对更年期综合征的认识

西医认为女性出现更年期综合征的原因是卵巢功能减退、性激素水平下降。人体中很多器官、脏器、组织都能感受体内雌激素含量的变化，如乳房、皮肤、心肌、冠状动脉、主动脉、肝、肾、骨骼、脂肪组织、泌尿系统及中枢、周围神经元和神经细胞。当体内雌激素水平下降时，这些能够感受雌激素含量变化的器官、脏器、组织就会在形态和功能上发生变化，最终导致出现一系列的症状。同时，随着年龄的增长，女性的免疫功能也在逐年下降。也会导致相关症状的出现。此外也与精神心理因素密切相关，常伴见焦虑、抑郁、人际关系敏感、强迫症等。

西医认为男性出现更年期综合征的原因是男性激素睾酮等水平下降。本病作为与男性年龄增长相关所引发的临床及生化综合征，与激素代谢水平变化密切相关，随着年龄增长，睾酮等激素代谢水平分泌异常，从而导致本病的发生。但该病目前临床缺乏统一的诊断标准。

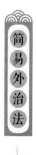

三、中医学对更年期综合征的认识

"天癸"是中医对于更年期综合征认识的一个重要物质基础。它是人体肾中精气充盈到一定年龄阶段时产生的一种精微物质。在中医理论中，"天癸"是促进人体生长、发育和生殖功能，维持妇女月经和胎孕、维持男子产生精子和具备生育能力所必需的物质。它是元阴、元气的别称。在男子则为"精"，在女子则为"血"。

《素问·上古天真论》篇中提到："女子七岁，肾气盛，齿更发长。二七，而天癸至，任脉通，太冲脉盛，月事以时下，故有子……七七，任脉虚，太冲脉衰少，天癸竭，地道不通，故形坏而无子也。丈夫八岁，肾气实，发长齿更。二八，肾气盛，天癸至，精气溢泻，阴阳和，故能有子……七八，肝气衰，筋不能动，天癸竭，精少，肾脏衰，形体皆极。八八，则齿发去。"意思是，中医学认为，正常情况下，"天癸"是到一定年龄（女子约14岁，男子约16岁）的积累，发生了由量变到质变的过程，称之为盛泌，此时任脉通利，太冲脉充盛，此时女子月经依时来潮，而男性也会出现精气溢泻，从而具有生育能力，故能有子。到了一定年龄，随着肾、肝等五脏精气的衰减，天癸渐渐竭尽（女子约49岁，男子约64岁），月经不再潮至，生育能力也就衰退了。

而本病发病时间与中医学所认为的"女子七七，男子八八"不谋而合，因此，一部分专家认为肾中精气虚衰、冲任虚损，兼以血虚是本病发生的主要原因。另一些专家认为，本病主要由脾肾亏虚、气血不足、天癸亏耗所致。也有专家认为，本病是以肾阴虚、癸水过少为根本，心火偏旺、心神不宁所导致。

所以，本病在中医理论中，主要与"心、肝、脾、肾"四脏有关。

心"主血脉"，意思是心有统管全身血脉的能力。"女子七七，男子八八"时，因为心主血脉能力下降，所以女性会绝经，中医学认为，精血同源，所以男子的生育能力也会因此下降。因此"天癸竭"，与心主血脉的功能衰竭有关，此外心还"主神明"的功能，在本病发生时，无论女性还是男性都有可能出现焦虑、抑郁、易怒等"心主不明"的情况，这也是由心本

第十章 更年期综合征

身的功能失调导致的。

肝藏血，因此"天癸竭"时，也与肝藏相关，同时肝主疏泄，当肝主疏泄功能减退时，也会出现焦虑、抑郁、易怒等情志不畅的情况。

脾为后天之本，在食用五谷后，需要脾的运化才能变为滋养身体的"后天之精"，"后天之精"与由父母处继承而来的"先天之精"一起作用，促进身体的生长，同时保护身体健康。同时，脾主统血，意思是脾有统御血液不溢出脉外使经行规律的作用，当女子"天癸竭"时，月经会逐渐变得不规律，最后停止行经，也与之有关。此外在情志方面，中医学认为，脾主思，当脾功能退化时，人会多思多虑，相反，当人长期多思多虑时，也会影响脾的功能。

肾藏精，主生殖与生长发育，机体生、长、壮、老、已的生理过程与肾中精气盛衰密切相关。肾气渐衰，天癸将竭，精血不足，冲任亏虚，进而出现肾之阴阳偏盛或偏衰的现象。肾虚乃本病最根本的病因病机。

此外，中医学五行理论认为，心主火，肾主水，心肾失济也是本病发生的基础，绝经前后，肾阳先衰，肾水匮乏，不能上济于心，心火偏旺，扰乱心神；或阴精不足，不能化生心血，而致心神失养；而心又主血脉，反过来影响肾阴加重阴阳失衡的状态。

四、中医学中更年期综合征的分型

更年期综合征不同的证型会有不同的临床表现，治疗方法也不尽相同。

1. 肝肾阴虚证

主要症状：失眠、易怒、发热汗出、头晕耳鸣、腰膝酸软、目干、口干、便秘、皮肤蚁行感、月经提前、舌红、苔少、脉细弦数。其中目干、皮肤蚁行感、月经提前为代表性症状。

2. 心肾不交证

主要症状：头晕耳鸣、腰膝酸软、心悸、健忘、怔忡、舌红、苔少、脉弦数。其中心悸、健忘、怔忡为代表性症状。

3. 肝郁气滞证

主要症状：胸闷、胁胀、胸痛、精神抑郁、紧张、腹痛、面色潮红、舌上有瘀点、脉弦。其中胁胀、胸闷、精神抑郁、紧张为代表性症状。

4. 肾阴虚证

主要症状：发热汗出、心烦、失眠、口干、皮肤蚁行感、月经提前。

5. 脾肾阳虚证

主要症状：疲倦乏力、月经推迟、浮肿、怕冷、尿频、舌淡、苔白、脉沉。其中浮肿、怕冷、苔白、脉沉为代表性症状。

五、自我调护做起来

1. 推拿法

推拿调理更年期综合征总的治疗原则是补肾，具体根据肾阴肾阳的偏盛偏衰而侧重滋补或阴阳双补，同时结合累及的脏腑调理心肝脾的功能，比如补益心脾、疏肝解郁、交通心肾。推拿调理更年期综合征分为他人对更年期综合征患者进行推拿调理和自我按摩调理。

（1）他人对更年期综合征患者进行推拿调理

【推拿部位及取穴】

更年期综合征的推拿主要在头颈部、躯干部、腰背部及腹部进行手法操作。

取穴：膻中、中脘、气海、关元、厥阴俞、膈俞、肝俞、脾俞、肾俞、百会、印堂、太阳、血海、阴陵泉、阳陵泉、足三里、三阴交、太冲。

【手法】

推法、点法、按揉法、拿法、擦法、掌摩法。

【操作步骤】

1）头颈部操作：用拿法在颈项部操作，时间约为 2 分钟，用推法从印堂至神庭穴、印堂至太阳穴各推 5～10 遍；点按百会、印堂、太阳等穴，每穴 1 分钟。

2）腹部操作：用掌摩法在腹部顺时针方向操作，手法由轻到重，以腹部透热为佳；用推法或点法在膻中、中脘、气海、关元穴操作，每穴 1 分钟。

3）背部操作：用按揉法在脊柱两侧膀胱经操作 2～3 遍；用推法或拇指按揉法在厥阴俞、肝俞、膈俞、脾俞、肾俞操作，每穴 1 分钟；用擦法在背部督脉、膀胱经或腰骶部操作，以透热为度。

4）双下肢操作：先按揉、滚、拿双下肢部，时间约 5 分钟，再点按血海、阴陵泉、阳陵泉、足三里、三阴交、太冲穴，每穴 1 分钟，最后拍打双下肢结束。

【辨证加减】

1）肝肾阴虚证：在常规手法操作基础上加用按揉法在商阳、太溪、三阴交、照海等穴操作，每穴 1 分钟；双拇指揉压肝俞、肾俞各半分钟，双手掌由脊柱自上而下平推督脉及两侧的膀胱数遍。

2）心肾不交证：在常规手法操作基础上加用按揉法或点按太溪、三阴交、复溜、肾俞、心俞等穴位，手法轻柔，每穴操作1分钟，再点按神门、少府、少冲等穴，手法略重，每穴操作30秒；最后全掌平推手、足三阴经各3～5遍。

3）肝郁气滞证：在常规手法操作基础上加用点法或按法在太冲、行间处施术，每穴约2分钟；搓胁肋1分钟左右。

4）肾阴虚证：在常规手法操作基础上加用按揉法在太溪、三阴交、照海穴、神门、四神聪、大陵操作，每穴1分钟；双手多指由脊柱沿肋间隙向两侧分推数遍，双拇指揉压肝俞、脾俞、肾俞各半分钟，单掌由肝俞推至三焦俞数遍。

5）脾肾阳虚证：在常规手法操作基础上加用指推法或按揉法在脾俞、肾俞穴操作，每穴1分钟；用点法在神门、百会、四神聪操作，每穴1分钟；拿法在肩井穴操作5～8遍；掌搓八髎穴2～3分钟，侧掌或小鱼际部搓命门、肾俞穴。

（2）更年期综合征自我按摩调理

【常规操作】

1）躯干部按摩：①颈部：以食指、中指、无名指并拢，分别从后发际处耳旁自上而下捏拿斜方肌、胸锁乳突肌，左右交替进行各20次，双手掌反复搓颈项部，至温热感为度。②胸部：先用右手掌按在右乳部上方，手指向下，徐徐擦向左大腿根部，即左腹股沟，左右交替进行各擦20次。③腹部：双手叠掌，掌心绕脐分别顺、逆时针揉擦腹部各50次。④腰背部：屈指拳握状，用四指指掌关节紧按于腰部凹陷处，用力做旋转揉，揉按5分钟。

2）四肢部按摩：①上肢：拇指轻揉上肢各肌腱 5 分钟，后用小鱼际揉前臂肌肉。②下肢：两手掌揉按大腿肌肉 5 分钟，后以食、中、无名指推小腿至踝部，捏揉小腿至有舒适感为度，拇指重压跟腱 0.5～1 分钟，重擦涌泉穴，以透热为度。

【随症加减】

1）潮热汗出，加：点按中脘、天枢、关元、神门、合谷、太冲穴；提拿小腿，拿揉下肢脾胃经，点按血海、阴陵泉、足三里；拇指按压小腿三阴经 3～5 遍，点按三阴交、太溪、涌泉穴。

2）心烦易怒，胁下疼痛，头昏胀痛，加：按揉太冲，从足内踝开始往上至膝，顺经脉推拿足太阴脾经，足厥阴肝经和足少阴肾经 3～5 遍。

3）入睡困难，睡后易醒，加：用两手中指或拇指指腹揉按太阳穴眉梢和外眼角之间，向后一寸的陷窝处，顺、逆时针方向揉按双侧太阳穴各 20 次。

2. 艾灸法

【选穴】

主穴：三阴交、神门、太冲、太溪。

配穴：

肝肾阴虚：加肝俞、肾俞、照海。

心肾不交：加复溜、涌泉。

肝郁气滞：加期门、合谷、行间。

肾阴虚证：加肝俞、肾俞、照海。

脾肾阳虚：加百会、肾俞、脾俞、命门、八髎。

【操作方法】

每次可根据辨证选主穴加 1～2 配穴进行施灸。其中百会、神门、三阴交、太溪、照海、复溜均采用温和灸补法，可用直径约 1.8cm 的细艾条温和灸总体时间以 20～30 分钟为宜；期门、合谷、行间、太冲、涌泉采用温和灸泻法，用直径约 3.6cm 的粗艾条（或 2 根细艾条并在一起）温和灸 10～15 分钟；心俞、肝俞、肾俞、命门、八髎在背部，可用温灸盒进行施灸，也可用温和灸补法；如果没有时间按照治疗方案整体施灸，也可仅选三阴交、神门、太冲、太溪穴采用新型简易温灸筒施灸。每 1～2 日 1 次，10 次为 1 疗程。

【注意事项】

百会穴施灸时需注意避免烫到头发，在施灸时亦要注意感受温度，避免烫伤。灸后可能会感觉有口渴、轻微发热或便秘等现象，通常这些感觉会逐渐自行消失，但如果症状持续，可增加两次施灸之间的间隔时间或缩短施灸时间，患者可根据自己的情况进行灵活调整。

3. 拔罐法

【选穴】

主穴：心俞、肝俞、脾俞、肾俞、胆俞、足三里、三阴交、内关。

配穴：

肝肾阴虚：加复溜、阴陵泉。

心肾不交：加涌泉。

肝郁气滞：加太冲、阳陵泉。

脾肾阳虚：加关元、天枢、中脘。

【操作方法】

首先让患者俯卧，暴露背部，在脊柱两侧的膀胱经进行走罐至皮肤潮红，然后在所选背俞穴（如心俞、肝俞、脾俞、肾俞、胆俞）中选 2～3 对穴位吸拔留罐 5～15 分钟。其次，让患者仰卧，在腹部任脉和带脉进行走罐至皮肤潮红，在中脘、关元及双侧天枢穴留罐 5～15 分钟。选用的四肢部穴位（三阴交、内关、足三里、复溜、太冲、阳陵泉、阴陵泉、涌泉）用闪罐法至皮肤潮红。每周 2 次。（具体走罐、留罐、闪罐操作方法参看上篇第三章）

【注意事项】

走罐时要用力均匀、平稳、缓慢的滑动，力度以患者能够耐受为度，拔罐后注意避风；出现罐斑后当天不要洗澡；禁食生冷、油腻、刺激性食物，防止影响脾胃运化，使邪气不能排出。其他注意事项参照上篇第三章。

4. 刮痧疗法

【选穴】

主经、主穴：膀胱经和督脉、任脉、心包经；三阴交、内关。

配经、配穴：

肝肾阴虚：肝经、肾经；太冲、太溪。

心肾不交：心经、肾经；神门、足三里、太溪。

肝郁气滞：肝经、胆经；足三里、太冲。

肾阴虚：肾经；三焦经；太溪、足临泣。

脾肾阳虚：脾经、肾经；足三里、太溪。

【操作方法】

首先让患者俯卧，由上向下刮拭疏通背部膀胱经第一侧线及督脉；然后患者取仰卧位刮任脉和心包经，任脉从上脘穴向下刮至中脘穴、下脘穴，从气海穴向下刮至关元穴、中极穴（任脉），中间绕开肚脐；最后对患者所属证型的配经配穴进行刮拭。心包经、心经、肝经、脾经、胃经、肾经均只刮肘膝关

节以下部分，在上述所选穴位上进行重点刮拭或点压、按揉。（具体操作方法和要求可参见上篇第四章）

【注意事项】

刮痧时，每个部位刮 20 ～ 30 次，见皮肤毛孔张开皮肤发热为度，不必强求皮肤出现紫红色痧。其他注意事项参照上篇第四章。

5. 耳穴疗法

【选穴】

主穴：皮质下、内分泌、内生殖器、神门、交感、肾，见图 16-1。

辨证配穴：

肝肾阴虚：耳鸣、腰和膝关节酸软无力加肝、肾上腺强刺激按压；出现眼干、口干、便秘加三焦、大肠；睡眠失常、失眠加垂前。

心肾不交：伴心慌心跳、胸闷，心中烦躁加心。

肝郁气滞：平时精神状态不佳低落，容易出现抑郁低落或紧张加用肝、胆强刺激按压。

脾肾阳虚：出现浮肿、怕冷、大便（主要失常表现为偏稀）加用脾、三焦。

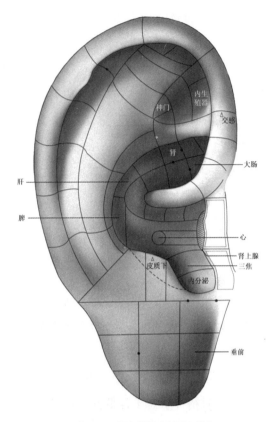

神门　内生殖器　交感　肾　大肠　肝　脾　心　肾上腺　三焦　皮质下　内分泌　垂前

◎ 图 16-1　更年期综合征耳穴选穴

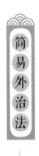

【具体操作】

（1）按摩法：首次操作先进行耳郭按摩，具体见总论部分。

（2）耳穴压丸法：每次选主穴加配穴 5 ～ 8 穴，将耳穴贴贴敷于耳穴上，并适当按压，有发热、胀痛感。每天可按压数次，3 ～ 5 天可更换 1 次。

按压方法：

强刺激按压法：按压手法可稍重。适用于本病辨证肝郁气滞的患者。

弱刺激按压法：按压手法宜轻柔。适用于本病肝肾阴虚、心肾不交、肾阴虚、脾肾阳虚的患者。

（3）耳灸法：脾肾阳虚可选耳灸法可在按摩后予耳部艾灸，根据症状选择主穴及辨证取穴中选 2 ~ 3 个穴位，每个穴位 3 ~ 4 分钟，采用温和灸或雀啄灸，每次 5 ~ 10 分钟至自觉耳朵发热发红为度，同时注意施灸距离避免烫伤。

（4）耳穴刮痧法：参照上篇第五章相应内容进行操作。涂抹润滑介质后，先由下而上，由内而外顺序刮拭整个耳郭，用力宜均匀适中，使耳郭充血发热，然后根据患者实际情况选取主穴和辨证配穴进行重点刮拭，每穴刮拭 25 次左右。

【注意事项】

注意事项详见上篇第五章。

6.药浴

【基础方】

炒柴胡 15g，酸枣仁 30g，合欢皮 30g，郁金 30g，石菖蒲 30g，丹参 30g。

辨证加减：

肝肾阴虚证：加熟地黄 30g，山药 30g，山茱萸 20g。

心肾不交证：加麦冬 30g，五味子 15g，远志 20g。

肝郁气滞证：加玫瑰花 15g。

脾肾阳虚证：加干姜 10g，淫羊藿 15g。

【药浴方法】

全身浴或足浴皆可，全身浴每周 1 ~ 2 次，足浴可每天或隔天 1 次，7 次为 1 个疗程，每次 20 ~ 30 分钟，或泡至微微汗出即可，不可出现大汗淋漓的情况，以免汗出过多，耗伤气血。在药浴的过程中，可配合太冲穴、三阴交穴、神门穴按揉，每穴各按揉 1 ～ 2 分钟，以增强解郁安神的疗效。

【注意事项】

详见上篇第六章。

六、生活小贴士

1.因为改善睡眠可以缓解焦虑、抑郁症状。因此，可以在睡前进行放松训练，如循序渐进的筋肉放松、身体内观（将意念集中于身体特定部位的正念冥想）、自发训练（比如看平静的景观）、腹式呼吸等，可以根据自己的情况选择适合的方法在睡前或夜醒时练习。

2.同时对影响睡眠的环境、生活习惯进行调整，如使用舒适的睡衣、床品，调整合适的卧室的温湿度，限制咖啡因的摄入，戒烟戒酒等。必要时需配合心理疏导。

3.还可采用太极、气功、普拉提、行为认知、瑜伽、冥想、正念减压、呼吸练习、舞蹈、音乐疗法等为代表的身心疗法能降低交感神经兴奋性，减少对压力的感知度和敏感度，稳定情绪，改善睡眠。

简易外治法

第十一章

小儿自闭症

一、什么是小儿自闭症

小儿自闭症（简称孤独症或自闭症）是发生于儿童早期的一种涉及感知觉、情感、语言、思维、动作、行为等多方面的发育障碍，也是广泛发育障碍中最为常见和典型的一种。男性多见，起病于婴幼儿期，主要表现为不同程度的言语发育障碍、人际交往障碍、兴趣狭窄和行为方式刻板。约有 3/4 的患者伴有明显的精神发育迟滞，部分患儿在一般性智力落后的背景下某些方面具有较好的能力，比如在绘画方面或是在色彩的感受上比别的孩子突出。

主要表现为以下四方面。

1. 社会交往障碍问题

在生活中表现为不能与他人建立正常的人际关系。简单说就是喜欢自己一个人。年幼时即表现出与别人无目光对视，表情贫乏，不喜欢被别人抱，甚至不喜欢跟父母的亲密接触，如拥抱、亲吻等。分不清亲疏关系，对待亲人与对待其他人都是同样的态度。不能与父母建立正常的依恋关系，患者与同龄儿童之间难以建立正常的伙伴关系，在幼儿园多一个人待在一边，不喜欢跟同伴一起玩耍；看见一些儿童在一起兴致勃勃地做游戏时，没有去观看的兴趣或去参与的愿望。

2. 语言障碍问题

语言障碍问题是大多数儿童就诊的主要原因。多数自闭症儿童有语言发育延迟或障碍，通常在 2～3 岁时仍然不会说话，或在正常语言发育后出现语言倒退。在 2～3 岁以前有表达性语言，随着年龄增长逐渐减少，甚至完全丧失，终生沉默不语或在极少数情况下使用有限的语言。他们对语言的感受和表达运用能力均存在某种程度的障碍，如"分不清你、我、他"的含义，或是仅仅是重复别人说过的话。

3. 兴趣范围狭窄和刻板的行为模式问题

患儿表现为对正常儿童所热衷的游戏、玩具都不感兴趣，而喜欢玩一些非玩具性的物品，如一个瓶盖，或观察转动的电风扇等比较感兴趣，并且可以持续玩数十分钟甚至几个小时而没有厌倦感。对玩具的主要特征不感兴趣，却十分关注非主要特征；固执地要求保持日常活动程序不变，如上床睡觉的时间、盖的被子都要保持不变，外出时要走相同的路线等。若这些活动被制止或行为模式被改变，会表示出明显的不愉快和焦虑情绪，甚至出现反抗行为。可能有重复刻板动作，如反复拍手、转圈、用舌头舔墙壁、跺脚等异常的行为。

4. 智力障碍问题

在自闭症儿童中，智力水平表现很不一致，少数在正常范围，大多数患者表现为不同程度的智力障碍。国内外研究表明，对孤独症儿童进行智力测验，发现 50% 左右的自闭症儿童为中度以上的智力缺陷（智商小于 50），25% 为轻度智力缺陷（智商为 50～69），25% 智力在正常（智商大于 70），智力正常的被称为高功能自闭症。

二、西医学对小儿自闭症的认识

1.发现和命名

美国著名儿童精神病学家 Kanner 于 1943 年首次明确提出自闭症，他注意到临床上一些就诊的儿童难以与他人建立正常的情感联系，存在异常语言和肢体行为等，并把这些病证描述为"孤独性情感交流紊乱"。随着社会科学技术不断进步和医学研究的深入，2013 年美国精神病学会正式发布《精神疾病诊断与统计手册》（第五版，DSM–Ⅴ），将自闭症或孤独症（autism）更名为"自闭症（孤独症）谱系障碍（autism spectrum disorder，ASD）"，是神经发育障碍的一种，突出表现为社交交流、社会互动障碍和受限/重复的行为，可伴语言和兴趣的异常。常并发有胃肠道症状（便秘、腹泻）、睡眠障碍（易于惊醒）、感觉统合失调、异食癖（前面说到的吃手指、舔墙壁这些）、注意缺陷多动障碍、抽动障碍、焦虑等影响小儿生长发育的疾病或症状。

2.小儿自闭症在我国的发病现状

据研究我国小儿自闭的患病率约为 1%，0～14 岁儿童患者达 200 余万，且每年新增约 20 万，男女比例为 4～5：1。所以也提醒我们要密切观察孩了的健康问题，防患于未然。

3.发病的原因和机制研究

目前对自闭症的发病机制仍不完全明确，目前已知可能与自闭症的发病密切相关的因素有：遗传学因素、神经因素、免疫因素、孕产期高危因素（高龄、父母精神压力过大、母亲患有妊娠期糖尿病等疾病、孕期用药史、吸烟、酗酒史、叶酸的缺乏、产伤、新生儿窒息、贫血、病理性黄疸等）、营养相关因素（糖类、脂肪、蛋白质、维生素 A 及 B 族维生素的缺乏）及其他因素（心理因素、水和食物的污染、肠道菌群通过"微生物－肠－脑轴"作用于大脑）。

三、中医学对小儿自闭症的认识

小儿自闭症在中医学中没有具体的名称，随着发病率的攀升，根据患者的临床表现，现在的中医医家将其归于"胎弱""五迟（语迟）""五软""无慧""呆滞"等病证范畴。

相关古籍文献指出儿童自闭症可能与父母先天肾精不足导致发育迟缓、后天脾胃功能虚弱营养吸收不佳、长期脾胃虚弱的基础上营养的输送异常导致痰浊（可以理解为体内的废物）在体内的堆积等有关。同时，中医学认为小儿生理上"心肝常有余"，意思是小儿心火、肝火相对成人来说比较旺盛，容易情绪出问题从而导致小儿自闭症。

综上归纳为小儿自闭症病位在脑，与心、肝、脾、肾密切相关，病机以来自父母的先天肾精不足为根本，以痰浊、瘀血、郁火为标，病性多为是虚实夹杂。

四、中医学中小儿自闭症的分型

患儿的小儿自闭症多在前面讲过的自闭症患儿社交困难、语言障碍、智力障碍、兴趣狭窄和行为刻板的基础上，有各自的突出表现，具体如下。

1.肝肾不足

多因前面说的患儿先天不足、父母之精不足，导致后天五脏气血的整体不足，这一型的小孩子突出表现为发育迟缓，坐、站、走、牙齿萌出都不能按正常的生长发育时间进行，营养发育欠佳，语言发育差，身材矮小，面色苍白，消瘦，易惊，夜间哭闹不安，智力低下，精神呆钝（双眼神采缺乏、呆滞），动作迟缓，舌质淡、舌苔少，医生诊脉为沉细无力的脉象，3岁以下小儿指纹淡。这些症状可以大致归纳为肝肾不足。治疗中一般采用养阴益肾、醒脑益智、填精补髓的方法。

2．心脾两虚

如果孩子语言发育迟缓明显，精神呆滞，智力低下，头发生长迟缓，发量稀少萎黄，四肢痿软，肌肉松弛，口角流涎（流口水），吮吸咀嚼没有力气，有时可以见到不停地伸吐、左右摆舌头（就是中医学里的弄舌），饮食胃口不好，大便干结便秘，舌淡胖，舌苔少，脉细滑，指纹色淡，这些可以归纳为心脾两虚，治疗时我们一般采用补益心脾的方法。

3．心肝火旺

如果孩子经常容易暴怒、情绪不好，见急躁易怒，任性固执，听而不闻，不易管教，情绪不安，高声叫喊，跑跳无常，面红口渴，狂躁（情绪发狂暴躁）谵语（胡乱说话），晚上不能正常入睡，时有大便干结小便黄臭，口干，舌尖红，苔黄，脉弦数，这些属于心肝火旺的证候的症状，治疗要用清心平肝、安神定志的方法。

4．痰迷心窍

如果孩子因出生后脾胃长期虚弱，转运和转化水谷精微（可以理解为营养物质）的功能不能正常运行，则痰浊在体内生成，向上蒙蔽清窍，使元神失于濡养、大脑失聪。这时候孩子表现为神志痴呆，流口水，言语不清楚或自己一个人躲在角落自说自话，表情淡漠，对父母的指令充耳不闻，舌质淡或暗，苔白腻或厚腻，脉滑。

五、家庭调护做起来

1. 推拿法

小儿推拿疗法具有操作简便、易于接受的特点，临床发现有利于自闭症患儿症状的改善。

【推拿部位及取穴】

（1）小儿自闭症推拿主要在腰背部和头面部。

（2）取穴：小儿天门、坎宫、太阳、耳后高骨、百会及四神聪等。

【手法】

指推法、摩法、揉法或按揉法、捏脊法。

【操作步骤】

（1）腰背部操作：

①推脊柱或摩揉脊柱：患儿俯卧位，保持室内温暖，充分暴露患儿背部，采用拇指或食、中、无名指三指自患儿头骶尾部至后枕部平推患儿脊柱 100 次，再揉摩脊柱 100 次。

②捏脊：接上势，操作者用两手拇指指腹与食指、中指指腹对合，夹持脊柱两旁肌肤，拇指在后，食指、中指在前。然后食指、中指向后捻动，拇指向前推动，连续地夹提肌肤，自尾骶部开始，边捏边向前推进，边捏边向头侧逐渐推移，连续地夹提肌肤，自尾骶部开始，边捏边向前推进，一直捏到项枕部为止，一般是捏 3 次，向上提 1 次，由下而上重复操作 3～5 遍；或操作者双手手握空拳，拇指指腹与屈曲的食指桡侧部对合，夹持脊柱两旁肌肤，拇指在前，食指在后，然后拇指向后捻动，食指向前推动，边捏边向头侧逐渐推移，连续地

简易外治法

夹提肌肤，自尾骶部开始，边捏边向前推进，一直捏到项枕部为止，一般是捏 3 次，向上提 1 次，由下而上重复操作 3 ～ 5 遍。

（2）头面部操作：

①开天门：患儿仰卧位，操作者使用拇指在患儿面部进行手法操作，从眉心向额上，推 30 次，谓之开天门。

②推坎宫：接上势，操作者用两拇指桡侧自患儿面部眉心向眉梢做分推 30 次。

③揉太阳：操作者坐于患儿头侧，采用两手拇指或中指指端分别按揉患儿两侧太阳穴各 30 次。

④揉耳后高骨：接上势，操作者采用两手中指、无名指按揉耳后颞骨乳突后缘下方的凹陷处 30 次。

⑤摩百会及四神聪：患儿坐位，操作者采用手掌或食、中、无名指三指摩患儿头顶百会穴和四神聪 100 次。

【辨证加减】

肝肾不足加揉肝俞、肾俞穴，每穴 2 分钟。

心脾两虚加按揉足三里、心俞、脾俞，每穴 2 分钟。

心肝火旺加按揉涌泉、内劳宫、太冲穴，每穴 2 分钟。

痰迷心窍加按揉丰隆穴 2 分钟。

2. 艾灸法

【选穴】

主穴：关元、百会、神道、命门。

配穴：

肝肾不足：加肝俞、肾俞、八髎。

心脾两虚：加中脘、足三里、心俞、脾俞、胃俞。

心肝火旺：去关元，加期门、涌泉、太溪。

痰迷心窍：加内关、膻中、丰隆。

【操作方法】

每次可根据辨证选主穴加 1 ～ 2 配穴进行施灸。其中百会、关元、神道、内关、中脘、足三里、太溪、照海、复溜均采用温和灸补法，可用直径约 1.8cm 的细艾条温和灸总体时间以 20 ～ 30 分钟为宜；膻中、期门、丰隆、涌泉采用温和灸泻法，用直径约 3.6cm 的粗艾条（或 2 根细艾条并在一起）温和灸 10 ～ 15 分钟；心俞、肝俞、脾俞、胃俞、肾俞、命门、八髎在背部，可用温灸盒进行施灸；如果没有时间按照治疗方案整体施灸，除心肝火旺型外其余各型也可仅选关元、百会、神道、命门穴采用新型简易温灸筒施灸。每 1 ～ 2 日 1 次，10 次为 1 疗程。

【注意事项】

百会穴施灸时需注意避免烫到头发，在施灸时亦要注意感受温度，避免烫伤。灸后可能会感觉有口渴、轻微发热或便秘等现象，通常这些感觉会逐渐自行消失，但如果症状持续，可增加两次施灸之间的间隔时间或缩短施灸时间，患者可根据自己的情况进行灵活调整。

3. 拔罐法

【选穴】

主穴：心俞、肝俞、脾俞、肾俞、胆俞、三阴交。

配穴：

肝肾不足：加曲泉、涌泉。

心脾两虚：加足三里、阴陵泉。

心肝火旺：加太冲、阳陵泉。

痰迷心窍：加内关、丰隆。

【操作方法】

先让患者俯卧，暴露背部，在督脉和脊柱两侧的膀胱经进行走罐至皮肤潮红，然后在所选背俞穴（如心俞、肝俞、脾俞、肾俞、胆俞）中选 2 ～ 3 对穴位吸拔留罐 5 ～ 15 分钟。其次，让患者仰卧，在腹部任脉和带脉进行走罐至皮肤潮红。选用的四肢部穴位（三阴交、内关、足三里、太冲、阳陵泉、阴陵泉、丰隆、曲泉、涌泉）用闪罐法至皮肤潮红。每周 2 次。（具体走罐、留罐、闪罐操作方法参看上篇第三章）

【注意事项】

留罐时要注意安抚患儿情绪保持体位，防止患儿身体移动导致火罐摔碎而受伤，走罐时要用力均匀、平稳、缓慢的滑动，力度以患者能够耐受为度，拔罐后注意避风；出现罐斑后当天不要洗澡；禁食生冷、油腻、刺激性食物，防止影响脾胃运化，使邪气不能排出。其他注意事项参照上篇第三章。

4. 刮痧疗法

【选穴】

主经、主穴：膀胱经和督脉、任脉、心包经；三阴交、内关。

配经、配穴：

肝肾不足：肝经、肾经；曲泉、太溪。

心脾两虚：脾经、胃经；足三里、太白。

心肝火旺：肝经、胆经；神门、行间。

痰迷心窍：脾经、胃经；丰隆、阴陵泉。

【操作方法】

首先让患者俯卧，由上向下刮拭疏通背部膀胱经第一侧线及督脉；然后患者取仰卧位刮任脉和心包经，任脉从上脘穴向下刮至中脘穴、下脘穴，从气海穴向下刮至关元穴、中极穴（任脉），中间绕开肚脐；最后对患者所属证型的配经配穴进行刮拭。心包经、肾经、肝经、胆经、脾经、胃经均只刮肘膝关节以下部分，在上述所选穴位上进行重点刮拭或点压、按揉。（具体操作方法和要求可参见上篇第四章）

【注意事项】

刮痧时，每个部位刮 20～30 次，见皮肤毛孔张开皮肤发热为度，不必强求皮肤出现紫红色痧。其他注意事项参照上篇第四章。

5.耳穴疗法

【选穴】

主穴：口、舌、皮质下、神门、心、脑干，见图 17-1。

辨证配穴：

肝肾不足：发育迟缓加肝、肾强刺激按压；消瘦、饮食胃口不佳加胃；易惊眠差加用胆。

心脾两虚：头发生长迟缓，发量稀少萎黄加用肝、脾、肾强刺激按压。

心肝火旺：如果孩子经常容易暴怒情绪不好加用耳尖强刺激按压；大便干结、小便黄臭、口干加肝、胆强刺激按压。

痰迷心窍：神志痴呆、流口水、言语不清楚加用脾、三焦；腹胀便秘加胃、大肠。

简易外治法

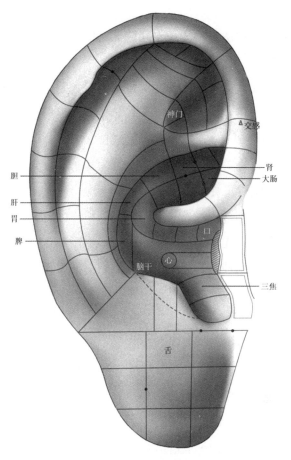

神门

△ 交感

肾
大肠

胆

肝

胃

脾

口

脑干　心

三焦

舌

◎ 图 17-1　小儿自闭症耳穴选穴

【具体操作】

（1）按摩法：首次操作先进行耳郭按摩，具体见总论部分。

（2）耳穴压丸法：每穴选主穴加配穴 5 ~ 8 穴，将耳穴贴贴敷于耳穴上，并适当按压，有发热、胀痛感。每天可按压数次，3 ~ 5 天可更换 1 次。

按压方法：

强刺激按压法：具体操作同前。适用于本病辨证心肝火旺、痰迷心窍的患者。

弱刺激按压法：具体操作同前。适用于本病肝肾不足、心脾两虚的患者。

（3）耳灸法：治疗前需征得儿童同意并配合，心脾两虚型可选耳灸法，可在以上治疗后予耳部艾灸，根据症状在主穴及辨证取穴中选2～3个穴位，每个穴位3～4分钟，采用温和灸或雀啄灸，每次5～10分钟至自觉耳朵发热发红为度，同时注意施灸距离避免烫伤。

（4）耳穴刮痧法：参照上篇第五章相应内容进行操作。涂抹润滑介质后，先由下而上，由内而外顺序刮拭整个耳郭，用力宜均匀适中，使耳郭充血发热，然后根据患者实际情况选取主穴和辨证配穴进行重点刮拭，每穴刮拭25次左右。

【注意事项】

左右耳交替更换进行耳灸和耳穴压丸，不宜单耳反复使用；精神紧张不能配合的儿童，以及严重心、肾病患者慎用耳灸。

根据患儿的实际情况可适当减轻按压刺激强度，以患儿可接受为度。

其余注意事项详见上篇第五章。

6. 药浴

【基础方】

益智仁 20g，石菖蒲 20g，远志 15g，艾叶 30g，郁金 20g。

辨证加减：

肝肾不足：山茱萸 20g，山药 20g。

心脾两虚：黄芪 20g，当归 20g，莲子 20g。

心肝火旺：薄荷 15g，菊花 15g，莲子 20g，酸枣仁 20g。

痰迷心窍：陈皮 20g，茯苓 20g。

【药浴方法】

具体操作由家长施行，主要使用全身浴，每周 1～2 次，7 次为一个疗程，每次 10～15 分钟，或泡至微微汗出即可，若患儿不配合浸泡时可用毛巾擦浴，亦可用杯子盛水淋浴。时间不可过久，不可出现大汗淋漓的情况，以免汗出过多，耗伤气血。在药浴的过程中，可配合太冲穴、太溪穴、神门穴按揉，每穴各按揉 1 分钟左右，以增强解郁安神的疗效。

【注意事项】

详见上篇第六章。

六、生活小贴士

自闭症儿童护理需要从家庭、社会、学校三个方面进行，护理重点为监管和照顾双向作用。自闭症孩子通常有独特思维习惯及行为模式，无法接受常规孩子教育模式，如按照课表、时间上下课等，需要由特殊学校接收这类儿童。自闭症孩子如果情绪非常暴躁，家长不能采取非常强硬，生硬斥责和管理模式，不然孩子可能会因此而受到伤害。应遵循医生个体化建议，发挥孩子特长，用鼓励和积极方式促发孩子能力进一步提升，帮助孩子重建人际关系等。自闭患儿不是完全没有希望的，它是可以治疗的，至少可以通过综合治疗达到减轻症状、改善交往、增加兴趣的目的。

附：孤独症谱系障碍诊断标准（DSM-Ⅴ）

目前孤独症谱系障碍的西医诊断标准：依据 2013 年美国精神病学会《精神障碍诊断与统计手册》第五版（DSM-Ⅴ），诊断孤独症谱系障碍需满足以下 A～E 的 5 个标准：

A. 在多种场所下，社交交流和社会互动方面存在持续性的缺陷，表现为目前或历史上具有的下列情况（以下为示范性举例，而非全部情况）：

①社交情感互动中的缺陷（例如从异常的社交接触和不能正常地来回对话到分享兴趣、情绪和情感的减少，到不能启动或对社交互动作回应）；

②在社交活动中使用非语言交流行为的缺陷（例如从语言和非语言交流的整合困难到异常的眼神接触和身体语言，或在理解和使用手势方面的缺陷到面部表情和非语言交流的完全缺乏）；

③发展、维持和理解人际关系的缺陷（例如从难以调整自己的行为以适应各种社交情景的困难到难以分享想象的游戏或交友的困难，到对同伴缺乏兴趣）。

B. 受限的、重复的行为模式、兴趣或活动，表现为目前的或历史上的下列 2 项情况（以下为示范性举例，而非全部情况）：

①刻板或重复的躯体运动，使用物体或言语（例如简单的躯体刻板运动、摆放玩具或翻转物体、模仿言语、特殊短语）；

②坚持相同性，缺乏弹性地坚持常规或仪式化的语言或非语言的行为模式（如对微小的改变极端痛苦、难以转变、僵化的思维模式、仪式化的问候、需要走相同的路线或每天吃同样的食物）；

③高度受限的、固定的兴趣，其强度和专注度方面是异常的（例如对不寻常物体的强烈依恋或先占观念、过度的局限或

持续的兴趣）；

④对感觉输入的过度反应或反应不足，或在对环境的感受方面不同寻常的兴趣（例如对疼痛／温度的感觉麻木，对特定的声音或质地的不良反应，对物体过度地嗅或触摸，对光线或运动的凝视）。

C. 症状必须存在于发育早期（但是，直到社交需求超过有限的能力时，缺陷可能才会完全表现出来，或可能被后天学会的策略所掩盖）。

D. 这些症状导致社交、职业或目前其他重要功能方面的有临床意义的缺陷。

E. 这些症状不能用智力障碍（智力发育障碍）或全面发育迟缓来更好的解释。智力障碍和孤独症（即自闭症）谱系障碍经常共同出现，做出孤独症（自闭症）谱系障碍和智力障碍的合并诊断时，其社交交流应低于预期的总体发育水平。

第十二章

小儿多动症

一、什么是小儿多动症

小儿多动症是一种常见的小儿行为异常疾病，也是比较常见的一种小儿心理障碍。小儿多动症的孩子一般坐不住、多动多语、冲动任性、注意力不集中、学习困难，不分场合的活动增多、情绪冲动等。如果您的孩子也有注意力不集中，容易走神，好动多动，情绪暴躁，容易冲动，尿床，写作业或做事拖拖拉拉，不管怎么管教孩子都始终没有改变等表现。

二、西医学对小儿多动症的认识

小儿多动症又称注意力缺陷多动症，或脑功能轻微失调综合征，是一种常见的儿童行为异常疾病。这类患儿的智力正常或基本正常，但学习、行为及情绪方面有缺陷，主要表现为注意力不集中，注意短暂，活动过多，情绪易冲动，学习成绩普遍较差，在家庭及学校均难与人相处，日常生活中常常使家长和教师感到没有办法。本病多见于学龄期儿童，男孩多于女孩。发病与遗传、环境、教育、产伤等有一定关系。本病预后较好，绝大多数患儿到青春期逐渐好转，活动过多的症状消失，但注

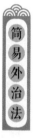

简易外治法

意力不集中、性格异常可继续存在。

三、中医学对小儿多动症的认识

中医学认为，小儿多动症的孩子多由阴阳失衡所致，阴，安静；阳，躁动。阴阳平衡，则动静协调。多动症的孩子一般是阳有余，阴不足，表现出来的就是开篇所说的那些症状。

在古代，中医学认为小儿多动症与五脏的神志有关，《内经》说："心藏神，肺藏魄，肝藏魂，脾藏意，肾藏志。"人体的精神意识思维活动是以五脏的精气为物质基础，孩子的五脏精气充盛、阴阳平衡协调，那么精神、情绪、行为、运动都会正常。但如果五脏之精气不调和，就会出现各种神志、认知、行为方面的问题。

四、中医学中小儿多动症的分型

本病病因主要为先天禀赋不足、后天失于护养、教育不当、环境影响等。其他如外伤瘀滞、情志失调等也可引起。病位主要在心、肝、脾、肾。病机关键为脏腑功能失调，阴阳不协调。

1. 心肝火旺

多动不安静，容易冲动，脾气任性，急躁易怒，注意力不集中，做事莽撞；或喜欢打扰他人，甚至常常与人打闹；或颜面发红，自觉烦躁，大便偏干，难解，小便颜色偏黄，舌质红或舌尖红，苔薄或薄黄，脉弦或弦数。

2. 痰火内扰

多动言语较多，自觉烦躁，不安静，容易冲动，脾气任性甚至不能自控；注意力不集中，胸口处烦热，睡眠差，厌食，胃口差，自觉口苦，大便偏干；小便颜色偏黄，舌质红，苔黄腻，脉滑数。

3. 脏腑亏虚

多动，脾气暴躁，容易发怒，脾气任性，难于自控，精神容易涣散，注意力不集中；言语冒失，神疲乏力，食量偏少，面色无华，形体消瘦或虚胖；或有夜间尿床，自觉手足心热，夜卧时易出汗，睡眠差，或有记忆力差，学习成绩低下，大便干、难解；舌质红或淡，苔薄白或少苔，脉虚细无力或细弦。

五、自我调护做起来

本病以调养脏腑功能，促进阴阳平衡为原则。小儿多动症虚实夹杂，与中医说的心、肝、脾、肾四脏有关。调护以健脾补肾、宁心平肝、清火祛痰为主，同时注意安神益智。

1. 推拿法

小儿多动症是家长对患儿进行推拿调护。

【推拿部位及取穴】

（1）小儿多动症推拿主要在四肢部、头部、腰背部和腹部。

（2）四肢部取小儿脾经、内关、神门、足三里等穴；头顶取百会，腰背部督脉、膀胱经第一侧线的穴位为主，取心俞、肾俞、命门等穴。

【手法】

小儿脾经推法、摩法、揉法或按揉法、擦法和捏脊法。

【操作步骤】

（1）四肢部操作：①补小儿脾经（小儿脾经推法）：患儿仰卧位，操作者一手握住患儿食指、中指、无名指及小指，将患儿拇指伸直，另一手拇指以螺纹面作为接触面，循患儿拇指桡侧缘自指尖向拇指指根方向直推，补脾经300次。②揉内关、

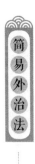

神门和足三里；接上势，以拇指螺纹面分别按揉患儿一侧内关、神门及足三里，每穴按揉 1 分钟，同法操作另一侧的内关、神门和足三里穴。

（2）头顶部操作：接上势，操作者坐于患儿头侧，以一手扶住患儿头部，另一手以中指指端或螺纹面在患儿头顶部百会穴，按揉约 1 分钟。

（3）腹部操作：患儿继续取仰卧位，操作者用手掌面或食、中、无名指指面贴附于患儿腹部，以腕关节连同前臂做环形而有节律的顺时针抚摩，抚摩是以患儿肚脐为中心，顺时针抚摩患儿腹部，抚摩的环形由小到大，抚摩患儿腹部约 3 分钟。

（4）腰背部操作：①揉心俞、肾俞、命门：患者俯卧位趴下，操作者以一手拇指或中指螺纹面作为接触面分别轻揉患儿双侧的心俞、肾俞和背部正中的命门穴，每穴揉约 1 分钟。②捏脊：操作者用两手拇指指腹与食指、中指指腹对合，夹持脊柱两旁肌肤，拇指在后，食指、中指在前。然后食指、中指向后捻动，拇指向前推动，连续地夹提肌肤，自尾骶部开始，边捏边向前推进，边捏边向头侧逐渐推移，连续地夹提肌肤，自尾骶部开始，边捏边向前推进，一直捏到项枕部为止，一般是捏 3 次，向上提 1 次，由下而上重复操作 3～5 遍；或操作者双手手握空拳，拇指指腹与屈曲的食指桡侧部对合，夹持脊柱两旁肌肤，拇指在前，食指在后，然后拇指向后捻动，食指向前推动，边捏边向头侧逐渐推移，连续地夹提肌肤，自尾骶部开始，边捏边向前推进，一直捏到项枕部为止，一般是捏 3 次，向上提 1 次，由下而上重复操作 3～5 遍。③擦督脉、膀胱经第一侧线：接上势，在患儿背腰部正中涂抹少许润滑介质，操作者以一手小鱼际作为接触面自患儿腰骶部到背部督脉做快速直线往返轻柔摩擦，一般操作 1 分钟左右，以局部透热为度，同法擦患儿两侧背部膀胱经第一侧线。

【辨证加减】

（1）心肝火旺者，加按揉涌泉、内劳宫、太冲等穴，每穴 2 分钟。

（2）痰火内扰者，在常规手法操作基础上，重点点按揉心俞、内关、神门，再点按气海、丰隆约 1 分钟；双手搓两胁，以透热为佳。

（3）脏腑亏虚者，重点点按内关、神门、足三里、心俞、肾俞、太溪、照海等穴。

2. 艾灸法

【选穴】

主穴：百会、神道、神门。

配穴：

心肝火旺：加涌泉、内劳宫、太冲。

痰火内扰：加心俞、内关、丰隆。

脏腑亏虚：加内关、足三里、心俞、肾俞、太溪、照海。

【操作方法】

每次可根据辨证选主穴加 1～2 配穴进行施灸。百会、神门、神道、内关、足三里、太溪、照海均采用温和灸补法，可用直径约 1.8cm 的细艾条温和灸总体时间以 20～30 分钟为宜；涌泉、内劳宫、太冲、丰隆、涌泉采用温和灸泻法，用直径约 3.6cm 的粗艾条（或 2 根细艾条并在一起）温和灸 10～15 分钟；心俞、肾俞在背部，可用温灸盒进行施灸，也可用温和灸补法；如果没有时间按照治疗方案整体施灸，除心肝火旺型外其余各型也可仅选百会、神门、神道穴采用新型简易温灸筒施灸，心肝火旺型只选涌泉穴、内劳宫、太冲简易灸筒施灸即可。每 1～2 日 1 次，10 次为 1 疗程。

【注意事项】

百会穴施灸时需注意避免烫到头发，在施灸时亦要注意感受温度，避免烫伤。灸后可能会感觉有口渴、轻微发热或便秘等现象，通常这些感觉会逐渐自行消失，但如果症状持续，可增加两次施灸之间的间隔时间或缩短施灸时间，患者可根据自己的情况进行灵活调整。

3. 拔罐法

【选穴】

主穴：心俞、肝俞、胆俞、脾俞、肾俞、内关。

配穴：

心肝火旺：加太冲、阳陵泉。

痰火内扰：加太冲、阳陵泉、丰隆。

脏腑亏虚：加足三里、三阴交、中脘、天枢、关元。

【操作方法】

首先让患者俯卧，暴露背部，在脊柱两侧的膀胱经进行走罐至皮肤潮红，然后在所选背俞穴（如心俞、肝俞、脾俞、肾俞、胆俞）中选 2～3 对穴位吸拔留罐 5～15 分钟。其次，让患者仰卧，在腹部任脉和带脉进行走罐至皮肤潮红，在中脘、关元及双侧天枢穴留罐 5～15 分钟。选用的四肢部穴位（如内关、三阴交、足三里、太冲、阳陵泉、丰隆）用闪罐法至皮肤潮红。每周 2 次。（具体走罐、留罐、闪罐操作方法参看上篇第三章）

【注意事项】

留罐时要注意安抚患儿情绪保持体位，防止患儿身体移动导致火罐摔碎而受伤，走罐时要用力均匀、平稳、缓慢的滑动，力度以患者能够耐受为度，拔罐后注意避风；出现罐斑后当天不要洗澡；禁食生冷、油腻、刺激性食物，防止影响脾胃运化，使邪气不能排出。其他注意事项参照上篇第三章。

4. 刮痧疗法

【选穴】

主经、主穴：膀胱经和督脉、任脉、心包经；三阴交、内关。

配经、配穴：

心肝火旺：肝经、肾经；神门、行间。

痰火内扰：脾经、胃经；丰隆、阴陵泉。

脏腑亏虚：肾经、脾经；太溪、足三里。

【操作方法】

首先让患者俯卧，由上向下刮拭疏通背部膀胱经第一侧线及督脉；然后患者取仰卧位刮任脉，任脉从上脘穴向下刮至中脘穴、下脘穴，从气海穴向下刮至关元穴、中极穴（任脉），中间绕开肚脐；最后对患者所属证型的配经配穴进行刮拭。心包经、脾经、胃经、肝经、肾经均只刮肘膝关节以下部分，在上述所选穴位上进行重点刮拭或点压、按揉。（具体操作方法和要求可参见上篇第四章）

【注意事项】

刮痧时，每个部位刮 20 ～ 30 次，见皮肤毛孔张开皮肤发热为度，不必强求皮肤出现紫红色痧。其他注意事项参照上篇第四章。

5.耳穴疗法

【选穴】

主穴：耳尖、神门、皮质下、交感、脑干，见图 18-1。

辨证配穴：

心肝火旺：容易冲动、急躁易怒、做事莽撞加用心、肝。

痰火内扰：自觉烦躁、容易冲动、胸口处烦热、睡眠差加用心；厌食、胃口差加用脾、胃。

脏腑亏虚：精神容易涣散、注意力不集中、言语冒失、神疲乏力、食量偏少加用心、脾；夜间尿床，自觉手足心热，夜卧时易出汗，睡眠差，或有记忆力差加用肝、肾。

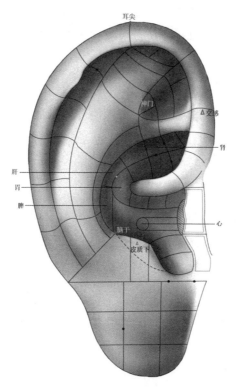

◎ 图 18-1 小儿多动症耳穴选穴

【具体操作】

（1）按摩法：首次操作先进行耳郭按摩，具体见总论部分。

（2）耳穴压丸法：将耳穴贴贴敷于耳穴上，并适当按压，有发热、胀痛感。每天可按压数次，3～5天可更换1次。

按压方法：

强刺激按压法：具体操作同前。适用于本病辨证为心肝火旺、痰火内扰的患儿，根据其接受情况采用强刺激按压法。该病所有证型均可强刺激耳尖以镇静安神。

弱刺激按压法：具体操作同前。适用于本病脏腑亏虚的患儿。

（3）耳灸法：脏腑亏虚型可根据患儿接受程度选耳灸法，可在耳部按摩后于耳部艾灸，根据症状选择主穴及辨证取穴中选2～3个穴位，每个穴位3～4分钟。

（4）耳穴刮痧法：参照上篇第五章相应内容进行操作。涂抹润滑介质后，先由下而上，由内而外顺序刮拭整个耳郭，用力宜均匀适中，使耳郭充血发热，然后根据患者实际情况选取主穴和辨证配穴进行重点刮拭，每穴刮拭25次左右。

【注意事项】

（1）耳穴治疗需征得患儿同意，尤其耳灸法易灼伤患儿，务必提前做好多动症患儿的思想工作。

（2）左右耳交替更换进行耳灸和敷贴压丸，不宜单耳反复操作。

（3）其余注意事项详见上篇第五章。

6. 药浴

【基础方】

薄荷 15g，石菖蒲 20g，川芎 20g，山药 20g，熟地黄 30g。

【辨证加减】

心肝火旺：菊花 15g，莲子 15g，佛手 15g。

痰火内扰：陈皮 20g，茯苓 20g，竹茹 15g。

脏腑亏虚：黄芪 20g，当归 20g。

【药浴方法】

具体操作由家长施行，主要使用全身浴，每周 1～2 次，7 次为一个疗程，每次 10～15 分钟，或泡至微微汗出即可，若患儿不配合浸泡时可用毛巾擦浴，亦可用杯子盛水淋浴。时间不宜过长、不可出现大汗淋漓的情况，以免汗出过多，耗伤气血。在药浴的过程中，可配合太冲穴、太溪穴、太白穴按揉，每穴各按揉 1 分钟以增强健脾益肾的疗效。

【注意事项】

详见上篇第六章。

六、生活小贴士

1.注意防止小儿脑外伤、中毒及中枢神经系统感染等因素引起小儿多动症。

2.保证儿童有规律的生活，培养良好的生活习惯。

3.注意早期发现小儿的异常表现，及早进行疏导及治疗，防止攻击性、破坏性及危险性行为发生。

4.关心体谅患儿，对其行为及学习进行耐心的帮助与训练，要循序渐进，不责骂不体罚，稍有进步，给予表扬和鼓励。

5.保证患儿营养，补充蛋白质、水果及新鲜蔬菜，避免食用有兴奋性和刺激性的饮料和食物。

第十三章

小儿抽动症

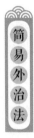

一、什么是小儿抽动症

小儿抽动症是以不自主、反复、突发、快速且重复、无节律性的一个或多个部位运动肌抽动伴或不伴不自主的发声抽动为主要特征的一种慢性精神障碍性疾病。常起病于儿童或青少年时期，多发与5～10岁儿童，且男孩多于女孩。一般病程较长，可伴有情绪症状，可自行加重或缓解，但智力不受影响。

二、西医学对小儿抽动症的认识

本病病因目前尚未明确，近年的研究发现，小儿抽动症与遗传、神经生理、心理因素和环境因素等诸多因素相关。有学者研究发现，小儿长期的精神紧张、心理压抑是发病的重要因素。玩电脑游戏、看太多电视、手机等也是诱因之一。5～10岁儿童发病率较高，此时的小孩正经历从幼儿园到小学这个重要的转折点。调查研究发现，男孩的发病率高于女孩。

根据本病的病程时长及症状，可将小儿抽动症分为三类：①短暂性抽搐：病情较轻者，病程在1年之内。②慢性抽动：病程超过1年，仅有一种抽动（或是运动抽动，或是发声抽动）。③多发性抽动：病程超过 1 年，既有运动抽动，又有发声抽动，其无抽动间歇期不超过 3 个月。

三、中医学对小儿抽动症的认识

中医学认为小儿抽动症与先天禀赋不足、感受外邪、情志失调、饮食所伤、疾病影响，以及学习紧张、劳累疲倦、久看电视或久玩游戏机等多种因素有关。小儿适应外界环境、抵御外邪入侵的能力较成人低下，感受外风后容易引动肝风，从而发为抽动；中医学认为肝主情志调控，情志失常，气机不畅，郁在体内而化为火，肝火扰动肝风，则发为抽动；小孩脾胃发育尚未完善，家长喂养不当加之小孩饮食不知节制，导致脾胃功能受损，食物不能很好的消化，从而导致痰湿聚集，痰湿聚集不仅可蒙蔽心神，亦可扰动肝风，发为抽动的症状；或小儿先天禀赋不足，或久病伤及肾阴，阴虚则不能很好制约阳气，阴阳平衡失调，最终导致抽动的发生。

综上，小儿抽动症的病位在肝，涉及心、脾、肺、肾，病机为风痰胶结，肝亢风动，中医治疗主要以息风止动为主要治法。

四、中医学中小儿抽动症的分型

根据本病的病因病机可分为外风引动、肝亢风动、痰火扰神、脾虚肝旺、阴虚风动五型。

1. 外风引动型

孩子的抽动常出现在头面部，可伴有不自主发声，挤眉眨眼，每于感冒后症状加重，也可伴有鼻塞流涕，咽红咽痛，或伴有发热等感冒症状，舌色淡红，舌苔薄白。

2. 肝亢风动型

孩子平时性格急躁易怒，自控力差，孩子的抽动是频繁且有力的抽动，不时伴有喊叫，摇头耸肩，挤眉眨眼，噘嘴踢腿，也可伴有头晕头痛，双目、面色红赤，或伴有胁肋部疼痛，大便干，小便色黄，舌色红，舌苔黄。

3. 痰火扰神型

孩子抽动时肌肉抽动有力，可以听到咽喉中有痰鸣音，伴有不自主的发声，偶尔有眩晕，睡眠多梦，平时喜欢吃肉食，性格烦躁易怒，口干口苦，大便干且难解，小便色黄而短少，舌色红，舌苔黄腻。

4. 脾虚肝旺型

多见于平素体质较差，或久病吐泻后，孩子多抽动无力，眨眼皱眉，噘嘴、吸鼻子，腹部抽动，可伴有不自主发声，精神差，疲倦乏力，面色黄而没有光泽，食欲差，不想吃东西，身材瘦小，性子急躁，晚上睡不安稳，大便时干时稀，舌色淡红，舌苔薄白或薄腻。

5. 阴虚风动型

孩子体型偏瘦，性格急躁，挤眉弄眼，摇头扭腰，肢体抖动，平时容易咽干，孩子时常会清嗓子，两侧脸颊发红，胸中烦、手足心发热而且喜欢凉处，睡眠差，大便偏干，舌色红且干燥没有津液，舌苔少或舌苔多处剥脱，舌面仅斑驳残存少量舌苔。

五、自我调护做起来

1. 推拿法

小儿推拿疗法具有安神定志、疏肝化痰的作用，小儿抽动症可以通过小儿推拿进行调护。

【推拿部位及取穴】

（1）小儿抽动症推拿主要在头部、四肢部和腰背部。

（2）取穴：百会、四神聪、合谷（双侧）、天河水（左侧）、小天心（左侧）、太冲（双侧）、背部督脉等。

【手法】

摩法、按揉法、清法、捣法、捏脊法。

【操作步骤】

（1）头部：①患儿坐位，操作者采用手掌或食、中、无名指三指顺时针摩患儿头顶部1～3分钟。②接上势，采用拇指或食、中、无名指按揉百会穴、四神聪，每穴1分钟，每分钟50～100次。

（2）四肢部：①患儿仰卧位，保持室内温暖，充分暴露操作部位，采用拇指或食、中、无名指按双侧合谷穴，每穴1分钟，每分钟100次。②清天河水：充分暴露患儿的前臂，患儿前臂内侧及手掌保持向上，操作者一手握住患儿的手掌，另一手食指、中指并拢，自患儿腕部（腕横纹）向肘部（肘横纹）均匀地用力往前推，反复操作300～500次。③捣小天心：接上势，操作者一手托住患儿四指，使患儿手掌向上，另一手中指指端或中指屈曲的近端指间关节捣（叩击）患儿掌根部大鱼际和小鱼际两线中点处，每次捣5～20次。④采用拇指或食、中、无名指按揉双侧太冲穴，每穴1分钟，每分钟50～100次。

（3）腰背部操作（采用捏脊疗法）：接上势，患儿取俯卧位，操作者用两手拇指指腹与食指、中指指腹对合，夹持脊柱两旁肌肤，拇指在后，食指、中指在前。然后食指、中指向后捻动，拇指向前推动，连续地夹提肌肤，自尾骶部开始，边捏边向前推进，边捏边向头侧逐渐推移，连续地夹提肌肤，自尾骶部开始，边捏边向前推进，一直捏到项枕部为止，一般是捏3次，向上提1次，由下而上重复操作3～5遍；或操作者双手手握空拳，拇指指腹与屈曲的食指桡侧部对合，夹持脊柱两旁肌肤，拇指在前，食指在后，然后拇指向后捻动，食指向前推动，边捏边向头侧逐渐推移，连续地夹提肌肤，自尾骶部开始，边捏边向前推进，一直捏到项枕部为止，一般是捏3次，向上提1次，由下而上重复操作3～5遍。

【辨证加减】

（1）外风引动型：多见头面部抽动者，在常规手法操作基础上，可点按风池、外关、颧髎、地仓等穴。

（2）肝亢风动型：多见急躁易怒、面赤、头痛，肩部抽动者，在常规手法操作基础上，配合风池、肩髃、曲池、外关、太冲、行间等穴。

（3）痰火扰神型：多见喉间痰鸣、失眠，肢体抽动明显者，在常规手法操作基础上，可点按风池、安眠、丰隆、阳陵泉、内关、神门等穴。

（4）脾虚肝旺型：多见疲倦体弱、腹部抽动、四肢抽动无力者，在常规手法操作基础上，指按揉行间、太冲、中脘、天枢、气海、关元、足三里、三阴交等穴。

（5）阴虚风动型：多见体型瘦弱，手足心热，摇头扭腰，肢体抖动者，在常规手法操作基础上，指按揉太冲、肾俞、照海、太溪、中脘、三阴交等穴。

2. 艾灸法

【选穴】

主穴：百会、四神聪、筋缩、风池。

配穴：

外风引动：加曲池、外关。

肝亢风动：加太冲、行间。

痰火扰神：加安眠、阳陵泉、丰隆、内关、神门。

脾虚肝旺：加脾俞、胃俞、足三里、太冲、行间。

阴虚风动：加三阴交、复溜、涌泉。

【操作方法】

每次可根据辨证选主穴加 1～2 配穴进行施灸。百会、四神聪、太溪、内关、神门、安眠、三阴交、复溜均采用温和灸补法，可用直径约 1.8cm 的细艾条温和灸总体时间以 20～30 分钟为宜；筋缩、风池、曲池、外关、阳陵泉、丰隆、太冲、行间、涌泉采用温和灸泻法，用直径约 3.6cm 的粗艾条（或 2 根细艾条并在一起）温和灸 10～15 分钟；脾俞、胃俞在背部，可用温灸盒进行施灸，也可用温和灸补法；如果没有时间按照治疗方案整体施灸可选百会、风池穴简易灸筒施灸即可。每 1～2 日 1 次，10 次为 1 疗程。

【注意事项】

百会、四神聪穴施灸时需注意避免烫到头发，在施灸时亦要注意感受温度，避免烫伤。灸后可能会感觉有口渴、轻微发热或便秘等现象，通常这些感觉会逐渐自行消失，但如果症状持续，可增加两次施灸之间的间隔时间或缩短施灸时间，患者可根据自己的情况进行灵活调整。

3. 拔罐法

【选穴】

主穴：心俞、肝俞、脾俞、肾俞、胆俞、关元、中脘、天枢。

配穴：

外风引动：加大椎。

肝亢风动：加太冲、阳陵泉。

痰火扰神：加阴陵泉、太冲。

脾虚肝旺：加足三里、行间。

阴虚风动：加太冲、曲泉、三阴交。

【操作方法】

首先让患者俯卧，暴露背部，在督脉及脊柱两侧的膀胱经进行走罐至皮肤潮红，然后在所选背俞穴（如心俞、肝俞、脾俞、肾俞、胆俞）中选2～3对穴位吸拔留罐5～15分钟。其次，让患者仰卧，在腹部任脉和带脉进行走罐至皮肤潮红，在中脘、关元及双侧天枢穴留罐5～15分钟。选用的四肢部穴位（三阴交、足三里、太冲、阳陵泉、阴陵泉、丰隆）用闪罐法至皮肤潮红。每周2次。（具体走罐、留罐、闪罐操作方法参看上篇第三章）

【注意事项】

留罐时要注意安抚患儿情绪保持体位，防止患儿身体移动导致火罐摔碎而受伤，走罐时要用力均匀、平稳、缓慢的滑动，力度以患者能够耐受为度，拔罐后注意避风；出现罐斑后当天不要洗澡；禁食生冷、油腻、刺激性食物，防止影响脾胃运化，使邪气不能排出。其他注意事项参照上篇第三章。

4. 刮痧疗法

【选穴】

主经、主穴：膀胱经和督脉、任脉、心包经；三阴交、内关。

配经、配穴：

外风引动：大椎、风池、合谷、外关。

肝亢风动：肝经、胆经；太冲、行间。

痰火扰神：脾经、胃经；阴陵泉、丰隆。

脾虚肝旺：脾经、肝经；足三里、行间。

阴虚风动：肾经、肝经；太溪、行间。

【操作方法】

首先让患者俯卧，由上向下刮拭疏通背部膀胱经第一侧线及督脉；然后患者取仰卧位刮任脉，任脉从上脘穴向下刮至中脘穴、下脘穴，从气海穴向下刮至关元穴、中极穴（任脉），中间绕开肚脐；最后对患者所属证型的配经配穴进行刮拭。心包经、脾经、胃经、肝经、胆经、肾经均只刮肘膝关节以下部分，在上述所选穴位上进行重点刮拭或点压、按揉。（具体操作方法和要求可参见上篇第四章）

【注意事项】

刮痧时，每个部位刮 20～30 次，见皮肤毛孔张开皮肤发热为度，不必强求皮肤出现紫红色痧。其他注意事项参照上篇第四章。

5. 耳穴疗法

【选穴】

主穴：皮质下、耳尖、心、肝、神门、脑干，见图 19–1。

配穴：

外风引动：抽动常出现在头面部加用面颊；可伴有不自主发声加用咽喉；挤眉眨眼加用眼；于感冒后症状加重、伴有鼻塞流涕，咽红咽痛加用肺、咽喉、内鼻、外鼻。

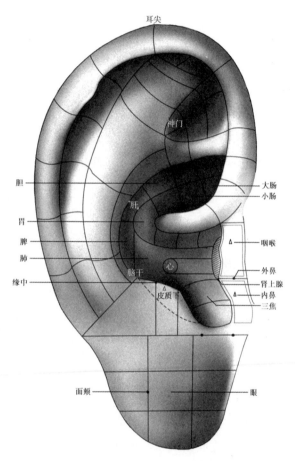

◎ 图 19-1　小儿抽动症耳穴选穴

肝亢风动：孩子平时性格急躁易怒、自控力差、抽动频繁且有力、不时伴有喊叫、摇头耸肩、伴有头晕头痛用缘中；伴有胁肋部疼痛加胆；大便干结难解加肺、大肠。

痰火扰神：偶有眩晕、性格烦躁易怒加用缘中；口干、口苦加用胆；大便干且难解，小便色黄而短少加三焦、大肠、小肠。

脾虚肝旺：精神差、疲倦乏力加肾上腺，面色黄而没有光泽、食欲差、不想吃东西加脾、胃。

阴虚风动：孩子体型偏瘦、性格急躁、两侧脸颊发红，胸中烦、手足心发热、睡眠差加缘中、内分泌；平时容易咽干、时常会清嗓子加肺、咽喉；大便偏干加三焦、大肠。

【具体操作】

（1）按摩法：首次操作先进行耳廓按摩，具体见总论部分。

（2）耳穴压丸法：将耳穴贴贴敷于耳穴上，并适当按压，有发热、胀痛感。每天可按压数次 3～5 天可更换 1 次。

按压方法：

强刺激按压法：具体操作同前。适用于本病辨证阳亢风动、痰火扰神的患儿，根据其接受情况采用强刺激按压法。该病所有证型均可强刺激耳尖镇静安神。

弱刺激按压法：具体操作同前。适用于本病脾虚肝旺的患儿。

（3）耳穴刮痧法：参照上篇第五章相应内容进行操作。涂抹润滑剂之后，先由下而上，由内而外顺序刮拭整个耳郭，用力宜均匀适中，使耳廓充血发热，然后根据患者实际情况选取主穴和辨证配穴进行重点刮拭，每穴刮拭 25 次左右。

【注意事项】

（1）耳穴治疗需征得患儿同意，尤其耳灸法易灼伤患儿务必提前做好多动症患儿的思想工作。

（2）左右耳交替更换进行耳灸和敷贴压丸，不宜单耳反复操作；精神紧张不能配合者，严重心、肾病患者慎用耳灸。

（3）其余注意事项详见上篇第五章。

6. 药浴

【基础方】

钩藤 15g，菊花 15g，川芎 20g，石菖蒲 15g，远志 15g。

辨证加减：

外风引动型和肝亢风动型：薄荷 15g，防风 15g，僵蚕 15g。

痰火扰神型：陈皮 20g，茯苓 20g，竹茹 15g。

脾虚肝旺型：山药 20g，薄荷 15g。

阴虚风动型：山茱萸 20g，山药 20g。

【药浴方法】

具体操作由家长施行，主要使用全身浴，每周 1～2 次，7 次为 1 个疗程，每次 10～15 分钟，或泡至微微汗出即可，若患儿不配合浸泡时可用毛巾擦浴，亦可用杯子盛水淋浴。时间不宜过长、不可出现大汗淋漓的情况，以免汗出过多，耗伤气血。在药浴的过程中，可配合太冲穴、太溪穴、太白穴按揉，每穴各按揉 1 分钟以增强安神益智的疗效。

【注意事项】详见上篇第六章。

六、生活小贴士

1. 注意围产期保健，孕妇应保持心情舒畅，生活规律，营养均衡。

2. 家长应尽量增加与孩子的接触、交流时间，多做能分散注意力的游戏，不看或少看电视、电脑，不看惊险刺激类节目及书籍，保证足够的睡眠，养成合理的生活习惯。

3. 积极营造宽松和谐的家庭环境，重视幼儿园和小学之初

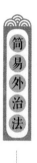
简易外治法

这两个阶段，注意减轻孩子的负担和精神压力，鼓励孩子说出自己的想法，引导孩子正确表达自己的情绪，做孩子的倾听者。

4.饮食清淡，忌食辛辣刺激、兴奋性食物，不吃或少吃含铅高的食物，少食或不食方便食品及含有防腐剂、添加剂的食品。

5.增强体质，维持规律的生活，预防感冒。

本书涉及的耳穴（附表 1）

附表 1

耳轮穴位		
名称	定位	主治
耳尖	在耳郭向前对折的上部尖端处	发热、高血压、急性结膜炎、麦粒肿、痛证、风疹、失眠
轮 1	在耳轮结节下方的耳轮处	扁桃体炎、上呼吸道感染、发热
轮 2	在耳轮结节下方的耳轮处	扁桃体炎、上呼吸道感染、发热
轮 3	在耳轮结节下方的耳轮处	扁桃体炎、上呼吸道感染、发热
轮 4	在耳轮结节下方的耳轮处	扁桃体炎、上呼吸道感染、发热
耳舟穴位		
名称	定位	主治
肩	在肘区的下方区	肩关节周围炎、肩部疼痛

对耳轮穴位

名称	定位	主治
膝	在对耳轮上脚中 1/3 处	膝关节肿痛
交感	在对耳轮下脚末端与耳轮内缘相交处	胃肠痉挛、心绞痛、胆绞痛、肾绞痛、自主神经功能紊乱、心悸、多汗、失眠等。止痛、止痉、止汗、止酸、止涎及活血要穴
腹	在对耳轮下脚的后 2/5 处	腹痛，腹胀，腹泻，急、慢性胃炎，麻痹性肠梗阻，肠炎，便秘，急性腰扭伤，痛经，产后宫缩痛，减肥等
腰骶椎	在腹区后方	腰骶疼痛
胸	在对耳轮体前部中 2/5 处	胸胁疼痛、胸闷、乳痈、乳少
颈	在对耳轮体前部下 1/5 处	落枕、颈项强痛

三角窝穴位

名称	定位	主治
角窝上	在三角窝前 1/3 的上部	高血压、头昏、血管性头痛症等
内生殖器	在三角窝前 1/3 的下部	痛经、月经不调、白带过多、功能失调性子宫出血、遗精、阳痿、早泄
神门	在三角窝后 1/3 的上部	失眠、多梦、各种痛证、咳嗽、哮喘、眩晕、高血压、过敏性疾病、戒断综合征、神经衰弱等
盆腔	在三角窝后 1/3 的下部	急、慢性盆腔炎，盆骨病变，附件炎，月经不调，腹胀，下腹疼痛，痛经，闭经，前列腺炎，腰痛，急性腰扭伤等

耳屏穴位

名称	定位	主治
外鼻	在耳屏外侧面中部	鼻疖，鼻部痤疮，鼻炎
肾上腺	在耳屏游离缘下部尖端	低血压、风湿性关节炎、链霉素中毒、腮腺炎、间日疟、哮喘、休克、鼻炎、急性结膜炎、咽炎、过敏性皮肤病等
咽喉	在耳屏内侧面 12 处	声音嘶哑、咽炎、扁桃体炎
内鼻	在耳屏内侧面下 1/2 处	鼻炎，副鼻窦炎，鼻衄

对耳屏穴位

名称	定位	主治
额	在对耳屏外侧面的前部	感冒、头痛、额窦炎、头晕、牙痛、面神经麻痹、腰部麻醉后头痛、神经衰弱、多梦、失眠、头晕等。健脑要穴
颞	在对耳屏外侧面的中部	头痛，偏头痛，三叉神经痛，颞下颌关节紊乱综合征，颜面痉挛，神经衰弱，头昏，头晕，嗜睡，由嗜睡引起的夜尿症，失眠，多梦，高血压，耳鸣，耳聋，听力减退，屈光不正，近视眼。诊治偏头痛要穴
枕	在对耳屏外侧面的后部	感冒，头痛，水痘，气管炎，哮喘；恶心，呕吐；癔症，精神分裂症，抽搐，角弓反张，牙关紧闭，颈项强直，神经衰弱，失眠，多梦；膀胱炎，手术后炎症，皮肤病；晕车，晕船，腰部麻醉后疼痛，外科术后疼痛，老花眼等。止晕要穴

简易外治法

皮质下	在对耳屏内侧面	痛证、间日疟、神经衰弱、假性近视、胃溃疡、腹泻、高血压、冠心病、心律失常。调解大脑皮层功能要穴
对屏间	在对耳屏游离缘的尖端	哮喘、腮腺炎、皮肤瘙痒、睾丸炎、附睾炎
缘中	在对耳屏游离缘上，对屏尖与轮屏切迹之中点处	遗尿，内耳眩晕症，智能发育不全，脑震荡后遗症，脑炎后遗症，脑出血后遗症，月经不调，功能失调性子宫出血，尿崩症，侏儒症，肢端肥大症，脉管炎，内脏出血，休克，咳嗽等
脑干	在轮屏切迹处	眩晕，后头痛，假性近视，感冒，失眠，干咳，咳嗽，气管炎，支气管炎，发热，小儿高热，中风，偏瘫，抽搐，神经症，神经性呕吐，面肌痉挛，遗尿，眩晕，颈项强直，脑震荡后遗症，脑膜炎后遗症，大脑发育不全，脑萎缩，智能发育不全，智弱，癫狂，癔症，精神分裂症，多动症，小脑性共济运动失调，头痛，过敏性皮炎，脑血管病变，脑膜刺激征等。镇静息风、益脑安神要穴

耳甲穴位

名称	定位	主治
口	在耳轮脚下方前 1/3 处	面瘫、口腔炎、胆囊炎、胆石症、耳甲穴位
食道	在耳轮脚下方中 1/3 处	食道炎、食道痉挛
胃	耳轮脚消失处	胃炎、胃溃疡、失眠、牙痛、消化不良、恶心呕吐

十二指肠	耳轮脚上方后 1/3 处	十二指肠球部溃疡、胆囊炎、胆石症、幽门痉挛、腹胀、腹泻、腹痛
小肠	耳轮脚上方中 1/3 处	消化不良、腹痛、心动过速、心律不齐
大肠	耳轮脚上方前 1/3 处	腹泻、便秘、痢疾、咳嗽、痤疮
膀胱	在对耳轮下脚下方中部	膀胱炎、遗尿、尿潴留、坐骨神经痛、后头痛
肾	在对耳轮下脚下方后部	腰痛、耳鸣、神经衰弱、水肿、哮喘、遗尿、月经不调、遗精、阳痿、早泄、眼病、五更泻。强壮保健穴
胰胆	在耳甲艇的后上部	胆囊炎、胆石症、胆道蛔虫症、偏头痛、带状疱疹、中耳炎、耳鸣、听力减退、胰腺炎、口苦、胁痛 疏肝利胆、理气止痛
肝	在耳甲艇的后下部	胁痛、眩晕、经前期紧张症、月经不调、更年期综合征、原发性高血压病、假性近视、单纯性青光眼、目赤肿痛
脾	耳甲腔的后上部	腹胀、腹泻、便秘、食欲不振、功能失调性子宫出血、白带过多、内耳眩晕症、水肿、痿证、内脏下垂、失眠
心	在耳甲腔正中凹陷处	心动过速、心律不齐、心绞痛、无脉症、自汗盗汗、癔症、口舌生疮、心悸怔忡、失眠、健忘

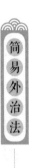

简易外治法

肺	在心、气管区周围处	咳喘、胸闷、声音嘶哑、痤疮、皮肤瘙痒、荨麻疹、扁平疣、便秘、戒断综合征、自汗盗汗、鼻炎
三焦	在外耳门后下方，肺与内分泌区之间	便秘、腹胀、水肿、耳鸣、耳聋、糖尿病
内分泌	在屏间切迹内，耳甲腔的前下部	痛经、月经不调、更年期综合征、痤疮、间日疟、糖尿病、甲状腺功能异常（甲亢或甲减）

耳垂穴位

名称	定位	主治
舌	在耳垂正面中上部	舌炎，舌裂，舌体肿痛，舌部溃疡，神经性失语，舌强言语不清，口腔炎，口腔溃疡
垂前	在耳垂正面前中部	神经衰弱、牙痛
眼	在耳垂正面中央部	眼病，如假性近视、目赤肿痛、迎风流泪，急性结膜炎，疱疹性结膜炎，电光性眼炎，复视，慢性青光眼，霰粒肿，麦粒肿，近视眼，斜视，白内障；胆石症
面颊	在耳垂正面，眼区与内耳区之间	面神经炎、周围性面瘫、三叉神经痛、痤疮、扁平疣等

耳背穴位

名称	定位	主治
耳背心	在耳背上部	心悸，失眠，多梦，神经衰弱，癔症，疮疡，疖肿，高血压，头痛等

本书相关穴位及定位（附表 2）

附表 2　本书相关穴位及定位

手太阴肺经		
1	中府	在胸部，锁骨外侧下缘的三角窝凹陷下 1 寸，横平第 1 肋间隙，前正中线旁开 6 寸
2	云门	在胸部，锁骨外侧下缘的三角窝凹陷中，前正中线旁开 6 寸
3	尺泽	在肘关节，肘横纹上，肘窝正中大筋（肱二头肌腱）外侧凹陷处
4	列缺	在前臂，腕掌侧远端横纹上 1.5 寸。简便取穴法：两手虎口自然平直交叉，一手食指按在另一手腕外侧突起的骨上，食指尖下凹陷中
5	太渊	在手内侧腕横纹外侧上，动脉搏动处
6	鱼际	在第一掌指关节后，第 1 掌骨中点外侧边缘（赤白肉际处）
手阳明大肠经		
1	商阳	在手指，食指末节外侧，指甲根角侧上方 0.1 寸
2	合谷	在手背，第一、二掌骨间，第二掌骨外侧的中点处
3	手三里	在前臂上，肘横纹下 2 寸，阳溪与曲池连线上（阳溪穴为手拇指向上翘起，在拇指掌根部露出的两筋之间的凹陷处）

简
易
外
治
法

4	曲池	在肘关节外侧，屈肘时肘横纹头处
5	肩髃	在肩关节前侧，上臂外展或平展时，肩关节前方凹陷处
6	迎香	在面部，鼻孔外缘中点旁，鼻唇沟中

足阳明胃经		
1	四白	在面部，瞳孔直下，眶下孔凹陷处
2	地仓	在面部，瞳孔直下，口角旁开 0.4 寸（指寸）
3	颊车	在面部，下颌角前上方一横指（中指），闭口咬紧牙时隆起的肌肉最高点处，按之凹陷有酸胀感处
4	头维	在头侧部，额角发际直上 0.5 寸（横指），头正中线旁开 4.5 寸
5	人迎	在颈部，横平喉结，一条明显的肌肉（胸锁乳突肌）前缘，颈部动脉搏动处
6	缺盆	锁骨上方凹陷（锁骨上窝）中，距前正中线 4 寸
7	梁门	在上腹部，脐中上 4 寸，再前正中线旁开 2 寸
8	天枢	在腹中部，横平脐中，前正中线旁开 2 寸
9	水道	在下腹部，脐中下 3 寸，前正中线旁开 2 寸
10	梁丘	屈膝，在大腿前面，膝盖骨（髌骨）外上 2 寸，脚用力伸直可触及一凹陷
11	足三里	在小腿外侧，外膝眼下 3 寸，小腿内侧骨（胫骨）前缘外 1 横指处。简便取穴：食指上缘平对膝眼，小指下缘处，小腿内侧骨前缘外 1 横指处
12	上巨虚	在小腿外侧，膝眼下 6 寸，小腿内侧骨前缘外 1 横指处
13	下巨虚	在小腿外侧，膝眼下 9 寸，小腿内侧骨前缘外 1 横指处
14	丰隆	在小腿外侧，外踝尖上 8 寸，小腿内侧骨前缘外 2 横指处
15	内庭	在足背，第二、三趾间，两趾间连接处缝纹头略后一些，按压有酸胀感处

足太阴脾经

1	太白	在足内侧缘，足大指与足掌所构成的关节（第 1 跖趾关节）后下方掌背交界线处触及的一凹陷处
2	公孙	在足内侧缘，第 1 跖趾关节内侧，往后推有一弓形骨（足弓）前下方凹陷处
3	三阴交	在小腿内侧，内踝尖上 3 寸，小腿内侧骨（胫骨）内侧缘后方。简便取穴：4 指并拢，小指下缘紧靠内踝尖上，食指上缘处，小腿内侧骨后方处
4	地机	在小腿内侧，阴陵泉下 3 寸，小腿内侧骨内侧缘后际
5	阴陵泉	小腿内侧，小腿内侧骨内缘由下往上推，至拇指抵达膝关节时，在小腿内侧骨向上弯曲处的凹陷处
6	血海	在大腿内侧，（膝盖骨）髌骨底上缘内侧端上 2 寸，股内侧肌（四头肌）肉隆起处

手少阴心经

1	通里	在手腕部，手前臂内侧的一条大筋（尺侧腕屈肌腱）外侧由腕横纹向上 1 寸，按压有酸胀感处
2	神门	在手腕部，手前臂内侧的一条大筋外侧腕横纹凹陷处
3	少府	在手掌面，第四、五掌骨之间，半握拳时，小指尖按压处
4	少冲	在小指末节外侧，指甲根角侧上方 0.1 寸

手太阳小肠经

1	养老	在腕部小指侧可摸到一凸起的高骨，往大拇指侧推时触及的一凹陷处
2	肩贞	在肩胛区，肩关节后下方，腋后纹头直上 1 寸
3	颧髎	在面部，外眼角直下，颧骨最高点下缘凹陷处

足太阳膀胱经

1	睛明	在面部，内侧眼角稍上方，轻轻按压可感有一凹陷处
2	攒竹	在面部，眉头凹陷中，皱眉时眉毛内侧端的隆起处

3	通天	在头部，前发际正中直上 4 寸，旁开 1.5 寸，指压有痛感处
4	玉枕	在头部，后发际正中直上 2.5 寸，旁开 1.3 寸，横平枕外隆凸上缘凹陷处
5	天柱	在颈后部，大筋（斜方肌）外侧缘、后发际缘凹陷中
6	风门	在脊柱区，后正中线上（背部中央所做的垂线）上颈背部交界处椎骨上有一高凸（第 7 颈椎棘突），由此下的凹陷往下推 2 个椎体棘突即是第 2 胸椎棘突下凹陷，此凹陷旁开 1.5 寸
7	肺俞	在脊柱区，第 7 颈椎棘突下凹陷往下推 3 个椎体即第 3 胸椎棘突下凹陷，此凹陷旁开 1.5 寸
8	厥阴俞	在脊柱区，第 7 颈椎棘突下凹陷往下推 4 个椎体即第 4 胸椎棘突下凹陷，此凹陷旁开 1.5 寸
9	心俞	在脊柱区，第 7 颈椎棘突下凹陷往下推 5 个椎体即第 5 胸椎棘突下凹陷，此凹陷旁开 1.5 寸
10	膈俞	在背部，两上臂自然下垂，两侧肩胛骨下角连线与后正中线相交处即第 7 胸椎棘突下凹陷，此凹陷旁开 1.5 寸
11	肝俞	在背部，第 7 胸椎棘突下凹陷垂直向下推 2 个椎体即第 9 胸椎棘突下凹陷，此凹陷旁开 1.5 寸
12	胆俞	在背部，第 7 胸椎棘突下凹陷垂直向下推 3 个椎体即第 10 胸椎棘突下凹陷，此凹陷旁开 1.5 寸
13	脾俞	在背部，第 7 胸椎棘突下凹陷垂直向下推 4 个椎体即第 11 胸椎棘突下凹陷，此凹陷旁开 1.5 寸
14	胃俞	在背部，第 7 胸椎棘突下凹陷垂直向下推 5 个椎体即第 12 胸椎棘突下凹陷，此凹陷旁开 1.5 寸
15	三焦俞	在腰部，两侧盆骨（髂脊）最高点连线与后正中线交点处即第 4 腰椎棘突，从此处垂直往上推 3 个椎体即第 1 腰椎棘突下的凹陷，此凹陷旁开 1.5 寸
16	肾俞	在腰部，第 4 腰椎棘突下垂直往上推 2 个椎体即第 2 腰椎棘突下的凹陷，此凹陷旁开 1.5 寸

附录 2 本书相关穴位及定位（附表 2）

17	气海俞	在腰部,第 4 腰椎棘突下垂直往上推 1 个椎体即第 3 腰椎棘突下的凹陷,此凹陷旁开 1.5 寸
18	大肠俞	在腰部,第 4 腰椎棘突下凹陷旁开 1.5 寸
19	关元俞	在腰部,第 4 腰椎棘突下垂直往上推 1 个椎体即第 1 腰椎棘突下的凹陷,此凹陷正中线旁开 1.5 寸
20	小肠俞	在骶区,骨盆后面髂脊最高点向内下方骶角处可触及一高骨突起(髂后上棘),与此高骨平齐旁开 1.5 寸
21	上髎	在骶区,髂后上棘平齐的髂骨正中即第 1 骶椎旁的凹陷处
22	次髎	在骶区,第一骶椎往下一个椎体即第 2 骶椎,髂后上棘与第二骶椎之间的凹陷处
23	中髎	在骶区,次髎内下方,平对第 3 骶后孔
24	下髎	在骶区,中髎内下方,平对第 4 骶后孔
25	膀胱俞	在骶区,第 2 骶后孔旁开 1.5 寸
26	志室	在腰部,第 2 腰椎棘突下凹陷旁开 3 寸
足少阴肾经		
1	涌泉	在足底,屈足卷趾时足心最凹陷处,约当足底第二、三足趾趾缝交界处与足跟连线的前 1/3 与后 2/3 交点上
2	太溪	在足踝区,内踝尖与跟腱之间凹陷中
3	大钟	在足跟内侧,先取太溪,由太溪向下量半横指,再向后平推,于跟腱前缘可感一凹陷处
4	照海	在足踝内侧,内踝尖直下 1 寸,内踝下缘边际凹陷处
5	复溜	在小腿内侧,太溪穴直上 2 寸,跟腱的前缘凹陷处
手厥阴心包经		
1	大陵	在手腕内侧,腕横纹中点处,两筋之间的凹陷处
2	内关	在手臂内侧,腕横纹上 2 寸,两筋之间的凹陷处

简
易
外
治
法

| 3 | 劳宫 | 在手掌区，第二、三掌骨之间偏于第 3 掌骨缘，微握拳屈指时中指指尖处 |

手少阳三焦经

1	外关	在前臂外侧，腕背横纹上 2 寸，手臂两骨间隙中点
2	支沟	在前臂外侧，腕背横纹上 3 寸，手臂两骨间隙中点
3	三阳络	在前臂外侧，腕背横纹上 4 寸，手臂两骨间隙中点
4	翳风	在颈部，耳垂后方一凹陷，张口时凹陷更加明显处
5	角孙	在头部，将耳郭向前方折曲，耳尖正对的发际处
6	丝竹空	在面部，眉梢处凹陷中

足少阳胆经

1	听会	在面部，耳屏下方与下颌骨髁突之间的凹陷中，张口有凹陷处
2	颔厌	在头部，从头维至曲鬓的弧形连线（其弧度与鬓发弧度相应）的上 1/4 与下 3/4 交点处
3	悬颅	在头部，从头维至曲鬓的弧形连线（其弧度与鬓发弧度相应）的中点处
4	悬厘	在头部，从头维至曲鬓的弧形连线（其弧度与鬓发弧度相应）的上 3/4 与下 1/4 交点处
5	曲鬓	在头部，耳前鬓角发际后缘与耳尖水平线交点处
6	率谷	在头部，耳尖直上入发际 1.5 寸
7	完骨	在头部，耳后高骨（乳突）的后下方凹陷中
8	脑空	在头部，横平枕后最高骨（枕外隆凸）的上缘，风池直上
9	风池	在颈后，枕骨之下，后头部两条大筋外缘凹陷处
10	肩井	在肩胛区，第 7 颈椎棘突与肩关节最外侧最高点连线的中点
11	日月	在胸部，第 7 肋间隙中，前正中线旁开 4 寸

12	阳陵泉	在小腿外侧一明显突起（腓骨小头）前下方凹陷中
13	悬钟	在小腿外侧，外踝尖上 3 寸，小腿外侧骨（腓骨）前缘
14	足临泣	在足背，第四、五跖骨间可触及的一条索状筋（小趾伸肌腱）外侧缘凹陷中

足厥阴肝经

1	行间	在足背，第一、二趾间，两趾间连接处的缝纹头处
2	太冲	在足背，第一、二跖骨间，跖骨底结合部前方凹陷中
3	曲泉	在膝内侧，腘横纹内侧端，膝关节内侧肌腱内缘凹陷中
4	章门	在侧腹部，正坐，屈肘合腋，肘尖所指处
5	期门	在胸部，第 6 肋间隙，前正中线旁开 4 寸

督脉

1	长强	在尾骨端下，尾骨端与肛门连线的中点处
2	腰阳关	在腰部，后正中线上，第 4 腰椎棘突下凹陷中
3	命门	在腰部，后正中线上，第 2 腰椎棘突下凹陷中
4	大椎	在后正中线上，颈背部交界处椎骨上高突下第 7 颈椎棘突下凹陷中
5	哑门	后发际正中直上拇指 0.5 寸（半横指）
6	风府	在颈后区，枕部隆起直下，两大筋之间凹陷中
7	脑户	在头部，枕部隆起上缘凹陷中
8	百会	在头部，前发际正中直上 5 寸，或正坐时两耳尖与头正中线相交处
9	上星	在头部，前发际正中直上 1 寸
10	神庭	在头部，前发际正中直上 0.5 寸
11	水沟	在面部，水沟沟的上 1/3 与中 1/3 交点处
12	印堂	在额部，两眉毛内侧端中间的凹陷中

任脉

1	中极	在下腹部，脐中下 4 寸，前正中线上
2	关元	在下腹部，脐中下 3 寸，前正中线上
3	气海	在下腹部，脐中下 1.5 寸，前正中线上
4	阴交	在下腹部，脐中下 1 寸，前正中线上
5	神阙	在脐区，脐中央
6	下脘	在上腹部，脐中上 2 寸，前正中线上
7	中脘	在上腹部，脐中上 4 寸，前正中线上
8	膻中	在胸部，横平第 4 肋间隙，前正中线上，两乳头连线的中点
9	璇玑	在胸部，胸骨上窝下 1 寸，前正中线上
10	天突	在颈前区，胸骨上窝中央，前正中线上
11	承浆	在面部，颏唇沟的正中凹陷处

经外奇穴

1	四神聪	在头部，百会前后左右各旁开 1 寸，共 4 穴
2	鱼腰	在额部，瞳孔直上，眉毛中
3	太阳	在头部，当眉梢与目外眼角之间，向后约 1 横指的凹陷中
4	耳尖	在耳郭的上方，在外耳轮的最高点
5	安眠	在项部，在翳风穴与风池穴连线之中点处
6	子宫	在下腹部，脐中下 4 寸，前正中线旁开 3 寸
7	四缝	在手指，第 2～5 指掌面的近侧指间关节横纹的中点处，一手 4 穴

其他（小儿体表穴位）

| 1 | 桥弓 | 位于人体颈部两侧的大筋上，左右移动头部的时候能感觉到（具体指两侧的胸锁乳突肌） |

附录 2　本书相关穴位及定位（附表 2）

2	阿是穴	压痛点
3	天门穴（又名攒竹）	位于两眉中（印堂）至前发际成一直线
4	坎宫穴	位于自眉头起沿眉向眉梢成一横线上
5	内劳宫（即劳宫穴）	在手掌区，横平第 3 掌指关节近端，第 2、3 掌骨之间偏于第 3 掌骨缘
6	天河水	位于前臂正中总筋至洪池（曲池）成一直线
7	小天心	位于手掌根部，大鱼际与小鱼际相接处，（注："大鱼际"是手掌外侧肌肉隆起的部分；"小鱼际"是手掌内侧肌肉隆起的部分）距大陵穴约 0.5 寸
8	脾经	拇指桡侧缘自指尖向拇指指根方向
9	耳后高骨	耳后颞骨乳突后缘下方的凹陷处

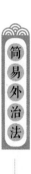

本书相关的穴位图如下。

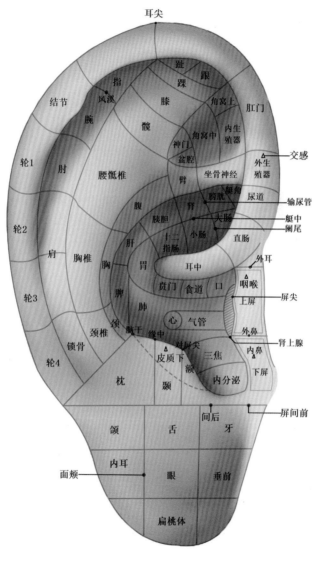

◎ 耳穴全图（正面）

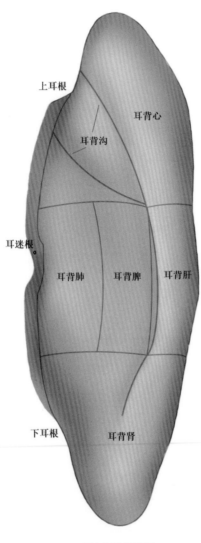

上耳根

耳背心

耳背沟

耳迷根。

耳背肺　耳背脾　耳背肝

下耳根　　　耳背肾

◎ 耳穴全图（背面）

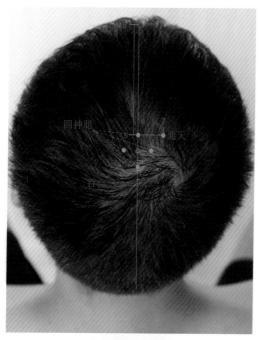

◎ 头顶相关穴位图

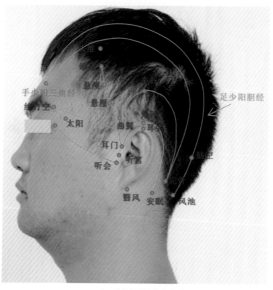

◎ 头侧面相关穴位图

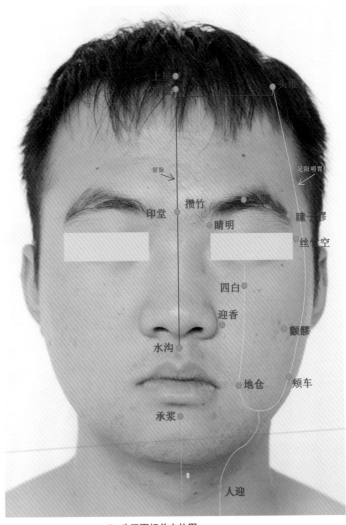

◎ 头正面相关穴位图

简易外治法

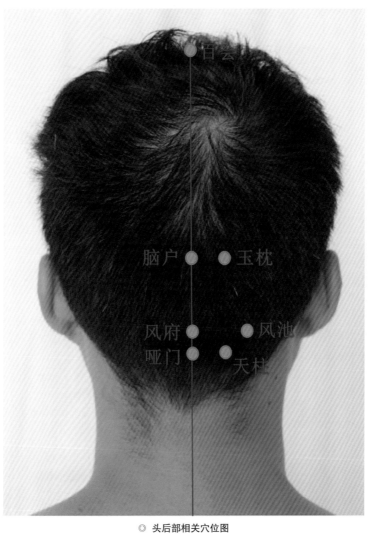

百会

脑户 ● ● 玉枕

风府 ● ● 风池
哑门 ● ● 天柱

◎ 头后部相关穴位图

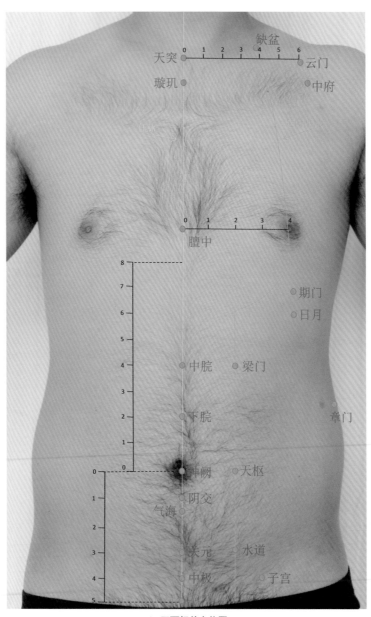

簡
易
外
治
法

◎ 正面相关穴位图

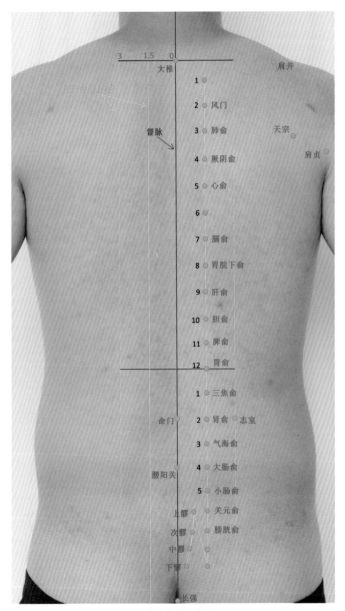

◎ 背部相关穴位图

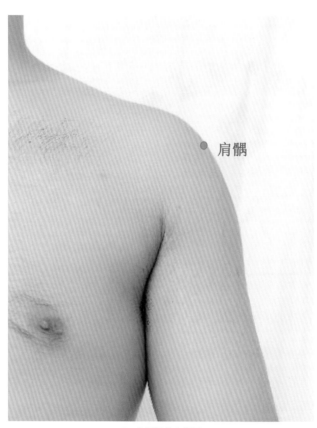

肩髃

◎ 肩部相关穴位图

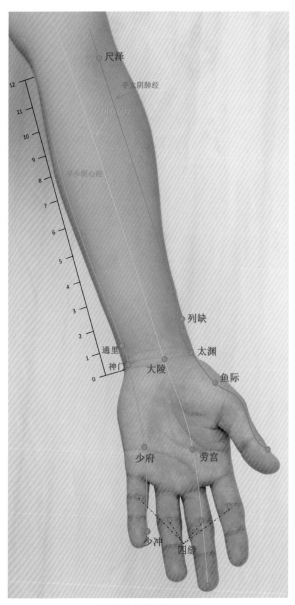

尺泽
手太阴肺经
手厥阴心包经
手少阴心经
列缺
通里 太渊
神门
大陵 鱼际
少府 劳宫
少冲 四缝

◎ 手臂内侧相关穴位图

12
11
10
9
8
7
6
5
4
3
2
1
0

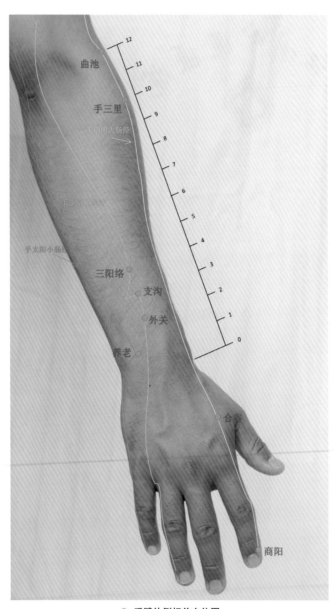

曲池

手三里

手阳明大肠经

手少阳三焦经

手太阳小肠经

三阳络

支沟

外关

养老

合谷

商阳

◎ 手臂外侧相关穴位图

简
易
外
治
法

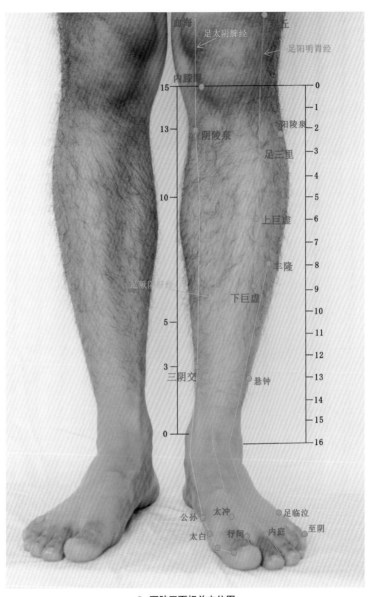

血海
足太阴脾经
丘
足阳明胃经
内膝眼
15 ━ 0
━ 1
阳陵泉 ━ 2
13 ━ 3
阴陵泉
足三里 ━ 4
━ 5
10 上巨虚 ━ 6
━ 7
丰隆 ━ 8
━ 9
足厥阴肝经
下巨虚 ━ 10
━ 11
5 ━ 12
3 ━ 13
三阴交 悬钟 ━ 14
━ 15
0 ━ 16

公孙 太冲 足临泣
太白 行间 内庭 至阴

◎ 下肢正面相关穴位图

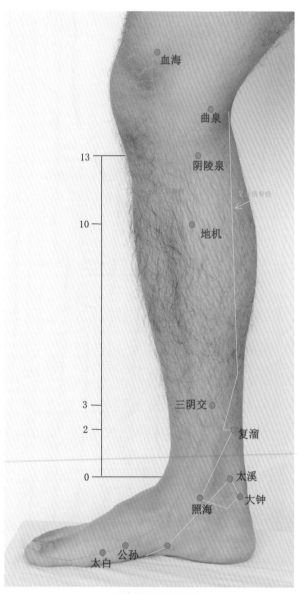

血海

曲泉

阴陵泉

13

足少阴肾经

10

地机

简
易
外
治
法

3 三阴交

2 复溜

0 太溪

大钟

照海

公孙

太白

◎ 下肢侧面相关穴位图

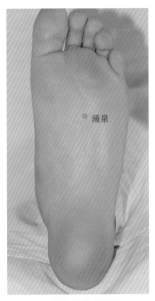

◎ 足底相关穴位图

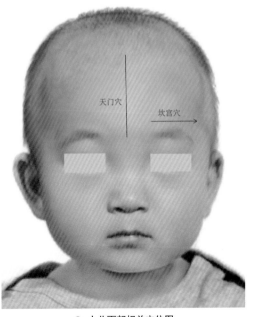

◎ 小儿面部相关穴位图

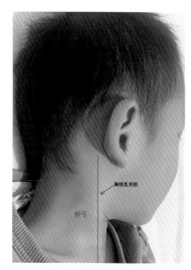

◎ 小儿颈部相关穴位图

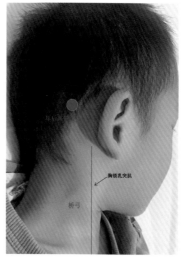

◎ 小儿侧头部穴位图

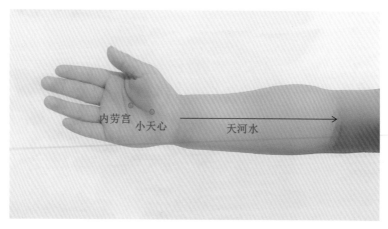

◎ 小儿前臂内侧穴位图

主要参考书目

［1］周运峰，房纬 . 推拿手法学［M］. 北京：科学出版社，
2019.

［2］夏惠明，王春林 . 推拿学［M］. 北京：科学出版社，2017.

［3］罗贵才 . 推拿治疗学［M］. 北京：人民卫生出版社，2001.

［4］余小萍 . 中医内科学［M］. 上海：上海科学技术出版社，
2018.

［5］中国抗癫痫协会 . 临床诊疗指南癫痫病分册［M］. 北京：
人民卫生出版社，2018.

［6］张伯礼 . 中医内科学［M］.4 版 . 北京：中国中医药出版社，
2017.

［7］刘清国 . 经络腧穴学［M］. 北京：中国中医药出版社，
2018.

［8］邰先桃，熊磊 . 小儿推拿学［M］. 北京：中国中医药出版
社，2011.

［9］李灿东 . 中医诊断学［M］. 北京：中国中医药出版社，
2016.

［10］美国精神医学学会，张道龙译 .《精神疾病诊断与统计
手册第五版》(Diagnostic and Statistical Manual of Mental

Disorders，5th Edition，DSM–Ⅴ）［M］.北京：北京大学医学出版社，2015.

［11］李凌江，陆林.精神病学［M］.北京：人民卫生出版社，2015.

［12］黄丽春.耳穴治疗学［M］.北京：科学技术文献出版社，2017.

［13］王富春，马铁明.刺法灸法学［M］.北京：中国中医药出版社，2016.

［14］管遵信.耳穴疗法［M］.北京：中国中医药出版社，2002.

［15］邵铭熙.实用推拿学［M］.北京：人民军医出版社，1998.

［16］罗贵才，推拿治疗学［M］.北京：人民卫生出版社，2001.

［17］丁季峰，推拿大成［M］.郑州：河南科学技术出版社，1994.

［18］周运峰，妇科按摩学［M］.北京：中国盲文出版社，2015.

［19］马融.中医儿科学［M］.北京：中国中医药出版社，2016.8

［20］欧正武.中西医结合儿科学［M］.北京：中国中医药出版社，2001.

［21］李灿东.中医诊断学［M］.北京：中国中医药出版社，2016.7.